KB041195

세상에서 가장 간단한 **혈압 강하 체조** 최초 공개

1日1分 체조로
혈압은 내려간다

가토 마사토시(加藤雅俊) 지음
배영진 옮김

문예춘추사

머리말

혈관을 부드럽게 만드는 물질이 분비되면 혈압이 쉽게 낮아진다!

이 책에 흥미를 느낀 독자는 아마도 고혈압 때문에 고민하는 분들일 것이다. 그리고 그들 대부분은 혈압을 낮추자면 약을 먹든지 저염식을 하든지 하는 수밖에 없다고 마음먹고 있을 터이다.

그러나 걱정할 필요가 없다! 대체로 혈압은 간단한 체조로 떨어진다. 게다가, 그런 체조를 통하여 혈관을 부드럽게 만들 수 있기에 혈압 이외의 다양한 면에서도 효험을 기대할 수 있다.

이같이 신통한 체조를 이제부터 최초로 공개하고자 한다.

이전에 내가 저술한 책《약을 먹지 않고 혈압을 낮추는 방법》에서는 혈압을 낮추는 방법으로 스트레칭과 경혈(經穴) 지압이 소개되어 좋은 반응을 얻었다. 스트레칭은 근육의 유연성을 되찾게 함으로써 혈액을 온몸에 내보내기 쉽게 하고, 경혈 지압은 뇌를 움직여 자율신경을 조정함으로써 혈압을 정상으로 되돌린다. 그러므로 스트레칭과 경혈 지압은 둘 다 혈압 강하(降下)에 매우 효과적이다.

그런데 이번에 특별히 고안하여 여기서 설명하는 것은 혈관 자체에 직접 접근하는 체조다. 요즈음 대중매체 등에서 혈관 나이가 주목되고 있는데, 이 체조를 실행하면 혈관을 젊게 만들 수 있다. 그 결과, 혈압이 내려간다. 대단히 획기적인 체조이므로 자신 있게 추천하는 바이다.

여기서 이 체조로 말미암아 왜 혈압이 떨어지는지, 그리고 어떻게 혈관의 나이가 젊어지는지를 간략히 알아보자.

혈압이 높아지는 원인 가운데 하나로 혈관이 딱딱해지는 현상을 들 수 있는데, 실은 최근에 혈관을 부드럽게 만드는 물질에 관심이 쏠리기 시작했다. 그것이 바로 일산화질소(NO)로서, 이를 연구한 학자에게 1998년도에 노벨 의학·물리학상이 수여된 놀라운 물질이기도 하다.

그래서 나는 이 일산화질소의 분비량을 늘리는 간단

한 방법을 찾고자 이 물질에 관해 철저히 연구했다. 이제까지 쌓아 온 약사·체내환경사(體內環境師)로서의 지식까지 모두 합친 결과, 단시간에 효율적으로 일산화질소를 분비시키는, 최고 수준의 혈압 강하 체조법을 개발할 수 있었다. 체조법의 원리는 책에 알기 쉽게 기술되어 있으며, 이 체조는 아무리 허약하거나 바쁜 사람이라고 하더라도 누구나 손쉽게 할 수 있는 것으로, 그 효과도 기대할 수 있다. 실제로 사회 각층의 사람들을 모니터해본 결과, 수치의 차이는 있었지만 체조를 시행한 사람들의 혈압 대부분이 떨어졌다는 점을 알 수 있었다.

따라서 고혈압으로 마음이 괴로운 사람에게는 꼭 이 '가토식(加藤式) 혈압 강하 체조'를 실행하도록 권하는 바이다.

고혈압 환자 가운데는 처음부터 약을 먹지 않아도 될 사람이 많다!

고혈압 때문에 걱정인 사람은 '이대로 혈압이 떨어지지 않으면 약을 계속 먹어야 하나?'라고 생각하거나, '혈압을 낮추려고 먹던 약을 끊고 싶지만, 겁이 난다.'라고 속을 태우거나 하는 경우가 대부분일 것이다. 그러한 사람들에게 나는 이 책을 통하여 이 말을 확실하게 전하고 싶다.

"약 없이도 혈압은 쉽게 낮출 수 있다."

물론 이 책에는 "혈압약이 불필요하므로 끊자."라고 주장하는 대목이 전혀 없다.

먼저 여러분이 알아야 할 사항은 "고혈압에도 '위험한 것'과 '위험하지 않은 것'이 있다."라는 점이다. 고혈압에는 숨겨진 질병 탓에 혈압이 오르는 진짜 위험한 것과 생활 습관을 조금 개선하면 이내 내리는 것이 있는데, 환자 대부분은 후자에 속한다. 그래서 이 책에서는 스스로 혈압을 간단히 내리는 '가토식 혈압 강하 체조'를 소개하면서, 고혈압의 구별법, 너무 쉽게 약으로 혈압을 낮추려는 처방의 위험성, 나아가서는 진짜로 올바른 혈압 지식에 관해서도 상세히 설명한다.

오늘날 고혈압 환자로 추정되는 일본인은 4,300만 명 정도에 이른다. 또한, 혈압 강하제의 일본 소비량은 놀랍게도 세계 생산량의 50% 정도라고 한다!

충격적이지 않은가. 이러한 자료에서 알 수 있듯이, 일본에서는 본디 약을 먹지 않아도 될 사람들이, 지나치게 엄격한 고혈압 기준 때문에 혈압 강하제를 먹도록 오랫동안 강요당하고 있다.

'약을 먹어도 아무런 효과가 없어서 돈만 낭비하는 꼴이다.' 정도라면 그래도 나은 편이다. 문제는 필요 없는 약 때문에 건강이 나빠진 사람이 이제는 너무 많아졌다는 점이다. 내가 여러 해 동안 저술한 다수의 건강 서적에서 "약을 먹지 않아도 혈압이 낮아진다!"라고 강력하게 주장해 온 이유가 여기에 있다.

혈압이 급격히 높아졌을 때는 일단 이를 안정시키기 위해 혈압 강하제가 필요한 경우도 있다. 하지만 약은 어디까지나 대증요법(對症療法)으로서 쓰이는 것이지, 증상이 치료된 뒤에도 계속 먹는 것이 아니다. 많은 약이 이처럼 일시적으로 사용되고 있지만, 사실 혈압약에는 목표라는 것이 없다.

"약을 끊으면 다시 혈압이 올라갑니다."라는 말을 듣고 죽을 때까지 약을 먹는 사람도 많다. 그러나 약사로서는 "목표가 없는 약보다 더 무서운 것은 없다."라고 조언하고 싶다. 그러므로 "혈관을 부드럽게 만들자!"라는 다짐을 가슴에 품고 '한시라도 빨리 약을 끊는다.'는 목표를 달성하기 바란다.

거듭 강조하지만, 혈관을 부드럽고 연하게 만들면 대부분 혈압이 쉽게 낮아진다. 반면에, 약을 먹고 혈압이 내렸다고 치더라도 그것은 근본적인 치료가 아니다. '가토식 혈압 강하 체조'로 지금의 고혈압을 치료할 뿐만 아니라, 평생 혈압이 높아지지 않는 몸을 만들어 보자!

차례

가토식 혈압 강하 체조법

제4장

여러분의
혈압 지식은 틀렸다!

제5장

혈압을 낮추는
생활 습관

제1장

가토식 혈압 강하 체조법

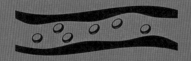

제힘으로 혈압을 떨어뜨리는 일의 성패는 혈관을 부드럽게 만드는 물질 즉 일산화질소에 달려 있다. 그래서 단시간에 NO의 분비량을 간단히 늘릴 수 있는 2종류의 체조를 소개한다. 매일 계속하면 평생 고혈압에 걸리지 않을 혈관을 만들 수 있다!

2종류의 혈압 강하 체조로 혈관이 젊어지므로 혈압이 죽죽 내려간다

　노벨상을 받게 만든, 혈관을 연하게 만드는 성분 'NO'는 근육을 뻣뻣하게 하여 일단 혈류를 나쁘게 만들었다가 단숨에 좋아지게 하면 그 분비량이 늘어나는 것으로 밝혀졌다. 근래에는 '수건을 꼭 쥐었다가 놓아 버린다.'는 핸드그립(hand grip)법이 화제에 오르곤 했지만, 나는 손과 팔뿐만 아니라 온몸을 활용하는 편이 더 효과적이라고 판단했다. 그런 궁리 끝에 생각해 낸 것이 '가토식 혈압 강하 체조'다. 이는 앞몸과 뒷몸의 근육을 효율적으로 자극하는 '앞뒤 체조', 4개 부위의 근육을 의자에 앉은 상태에서 자극하는 '부위별 체조'로 나뉜다. 둘 다 아주 단순한 체조이지만 이 정도로도 혈관이 유연해져서 고혈압이 사라지므로 꼭 한번 해 보자.

가토식 혈압 강하 체조는 이 2종류다

❶ 앞뒤 체조

- 몸의 앞쪽과 뒤쪽의 근육을 각각 한꺼번에 효율적으로 자극할 수 있다
- 체간(體幹)의 근육이 단련되므로 체질이 개선된다
- 누운 상태에서 실행한다

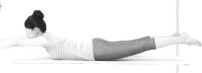

❷ 부위별 체조

- 가슴, 배, 등, 넓적다리의 근육을 자극한다
- 굵은 혈관을 자극하므로 효력이 즉시 나타난다
- 의자에 앉아서 시행한다

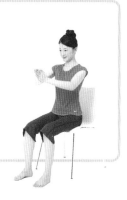

○ 할 수 있다면 두 체조를 매일 실행하자
○ 하루에 여러 차례 반복해도 좋다

혈압 강하 체조로 혈관이 부드러워지고 혈압이 내리는 이유는 무엇일까?

'가토식 혈압 강하 체조'는 근육을 경직시킴으로써 일산화질소의 분비를 촉진한다. 근육을 단단히 굳어지게 만들면 혈관이 압박된다. 그리하여 일단 혈류를 나빠지게 한 뒤에 힘을 빼서 혈관을 넓혀 주면 가두어져 있던 혈액이 한꺼번에 흐르기 시작한다. 이같이 강한 혈류가 하나의 자극제가 되어서 혈관 내피세포로부터 NO가 많이 분비되는 것이다. 일산화질소는 운동으로 혈류를 좋게 만들면 분비가 늘어난다. 흔히 의사들은 "매일 8,000보 이상 걸으세요."라고 하는데, 이는 사실상 어려운 일이 아닌가. 그렇지만 가토식 혈압 강하 체조라면 짧은 시간에 할 수 있고, 움직임도 상당히 간단하므로 바쁘거나 근력이 없는 노인도 계속할 수 있다.

가토식 혈압 강하 체조로
혈압이 낮아지는 원리

 근육에 꾹 하고 힘을 넣어서
일시적으로 혈관을 압박한다

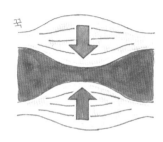
꾹

 힘을 뺌으로써 혈액이 세차게
흘러서 혈관의 내피세포를
자극한다

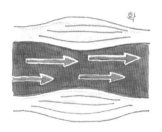
확

혈관의 내피세포에서 NO가
분비되어서 혈관이 말랑말랑하게
변하고 지속적으로 혈류가
원활해짐으로써 혈압이 낮아진다.

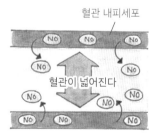
혈관 내피세포

혈관이 넓어진다

앞뒤 체조

온몸의 근육량을 늘려서 앞날에도 혈압이 오르지 않는 몸을 만들자!

앞뒤 체조는 두 가지 자세만으로 온몸의 근육을 경직시켜서 NO 의 분비를 증가시키는, 대단히 효율적인 체조다. 체조의 실행 직후부터 혈압이 낮아지기를 기대할 수 있지만, 이보다도 더 큰 목적은 매일 지속함으로써 앞으로도 혈압이 높아지지 않는 몸을 만드는 데에 있다.

근육은 축적으로 형성된다. 체조가 조금 힘들면 5 초라도 좋으니 매일 계속하자. 목표는 1 일 1 분이다. 1 개월만 지나면 '몸이 변했구나!' 하고 느낄 것이다.

앞뒤 체조의 요령

- 혈압 측정의 직전만 피하면 하루 중 언제 시행하더라도 괜찮다.
- 하루의 아침과 저녁에 1회씩 하는 것이 기본이지만 몇 회가 되더라도 상관없다.
- 본인이 감당할 수 있는 초수(秒數)부터 시작하자(최저 5초부터 시작하여 5초씩 늘려 가면서 하는데, 목표는 1분간 하는 것으로 정한다).
- 이부자리 위는 부드러워서 적합하지 않다. 바닥, 양탄자 등의 위에서 하는 것이 좋다.
- '뒤' 체조에서 팔이 위로 올라가지 않는 사람은 먼저 어깨 돌리기를 한 다음에 실행하자.

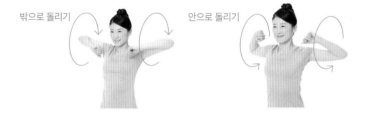

밖으로 돌리기   안으로 돌리기

※ 기분이 나빠지는 등등 몸 상태에 이상이 생기면 실행을 중지하자 .

1 바르게 눕고 손은 가볍게 쥔다

위를 보고 눕는다. 손은 바닥이 위로 향하게 하여 가볍게 쥔다. 심호흡을 1회 하면 혈류가 좋아져서 효과가 커진다.

앞

앞몸 근육을 주로 단련하는 체조다. 이 체조가 힘들다고 느껴진다면 배나 다리의 근육이 약해졌다는 증거다.

심호흡

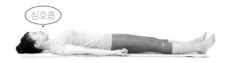

2 5초 (목표 1분)간 유지

머리와 양 손발을 천천히 올린다

머리와 양 손발을 천천히 올려서 띄운다. 머리와 발은 20cm 이상은 올리지 말자.
이 상태로 최저 5초간 버티고, 일주일에 5초씩 늘려 가자.

자연스럽게 호흡하면서 실행하자

꽉

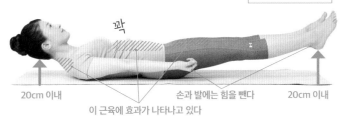

20cm 이내   손과 발에는 힘을 뺀다   20cm 이내

이 근육에 효과가 나타나고 있다

＼ 안 좋은 동작 ／

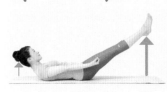

머리와 발의 높이가 다르다

발만 높이 올리는 사람이 많은데, 그러면 단련해야 할 근육에 효과가 나타나지 않는다.
머리와 발을 같은 높이로 올리자.

뒤

1 만세를 부르는 자세로 엎드린다

만세 소리를 낼 때의 모습으로 바닥에 엎드린다. 심호흡을 한 번 하면 혈류가 원활해져서 효과가 좋아진다.

어깨부터 등, 엉덩이, 넓적다리, 종아리까지의 뒷몸 근육을 한꺼번에 단련하는 체조다.

심호흡

2 5초 (목표 1분)간 유지

양 손발을 될 수 있는 대로 올린다

두 손발을 올릴 수 있을 만큼 높이 올린다. 이 상태로 최저 5초간 버티고, 일주일에 5초씩 늘려 가자.

자연스럽게 호흡하면서 실행하자

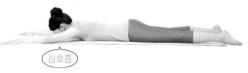

꽉

되도록 높이 올린다

되도록 높이 올린다

이 근육에 효과가 나타나고 있다

\ 안 좋은 동작 /

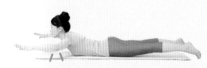

팔꿈치가 굽어서 머리만 올리고 있다

팔꿈치를 구부리면 등 전체의 근육 가운데 일부만 쓰이므로 효과가 감소해 버린다.

부위별 체조

빨리 효과를 보고 싶은
사람들에게는 부위별 체조를 권한다

앞뒤 체조가 장기적인 관점에서 고혈압에 잘 걸리지 않는 몸을 만드는 데 반하여, 부위별 체조는 즉각적인 효과를 기대할 수 있다. 왜냐하면, 이 체조가 우리 몸의 큰 근육들을 자극하기 때문이다. 알다시피 이 부위들에는 굵은 혈관이 뻗어 있어서, 한층 더 많은 NO를 분비시킬 수 있다.

그리고 이는 의자에 앉아서 할 수 있기에 일을 하다가도 틈틈이 할 수 있다. '1 자세에 10 초'와 같이 소요 시간이 짧고 효과도 빠르기에, 일상생활이 바쁜 사람에게 적합한 체조다.

부위별 체조의 요령

- 혈압 측정의 직전만 피하면 하루 중 언제 시행하더라도 괜찮다.
- 1일 각 1회가 기본이지만 몇 회를 하더라도 무방하다.
- 부위별로 10초간 유지하자.

※ 기분이 나빠지는 등등 몸 상태에 이상이 생기면 실행을 중지하자.

자극을 주는 부위는 네 군데

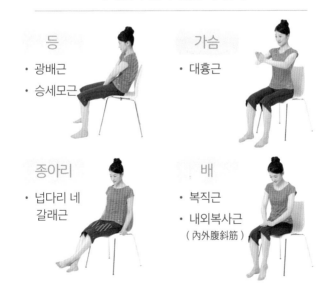

등
- 광배근
- 승세모근

가슴
- 대흉근

종아리
- 넙다리 네
  갈래근

배
- 복직근
- 내외복사근
  (內外腹斜筋)

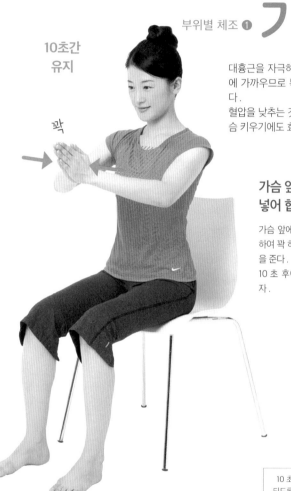

10초간
유지

꽉

가슴

대흉근을 자극하는 체조다. 심장에 가까우므로 특별히 효과가 높다.
혈압을 낮추는 것 외에 여성의 가슴 키우기에도 효과가 좋다.

가슴 앞에서 힘을 넣어 합장한다

가슴 앞에서 두 손바닥을 합하여 꽉 하고 서로 밀듯이 힘을 준다.
10 초 후에 단숨에 힘을 빼자.

> 10 초간 유지할 때는
> 되도록 호흡을 멈추자.

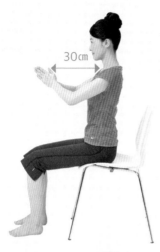

30㎝

OK

손은 가슴 앞에서 30cm쯤 떨어진 위치에 둔다

손바닥은 가슴으로부터 30cm 쯤 앞에 오게 한다. 그러면 가슴 근육에 제대로 부하(負荷)가 걸리므로 효과가 커진다. 손의 높이는 가슴과 같게 하자. 너무 낮 거나 높아도 안 좋다.

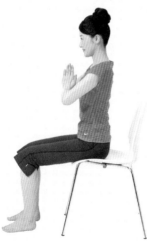

NG

손의 위치가 몸에 너무 가까우면 가슴 근육에 효과가 나타나지 않는다

두 손바닥을 합칠 때 가슴에 가까이 오지 않도록 팔꿈치를 굽히는 데에 주의해야 한다. 너무 가까이 있으면 가슴 쪽으로 힘이 분산되므로 효과가 감소하고 만다.

부위별 체조 ❷ # 배

배의 근육인 복직근과 내외복사근을 동시에 자극하는 체조다. 복근이 약하다고 느끼는 사람은 이 체조에 집중하는 것이 좋다. 혈압을 떨어뜨릴 뿐만 아니라 불룩 나온 아랫배를 들어가게 하는 데도 효과적이다.

양손을 한쪽 다리의 무릎 위에 놓는다

의자에 앉은 상태에서 한쪽 무릎 위에 양손을 포개어 놓는다. 손을 놓은 위치가 배에 가깝지 않도록 주의하자.

1

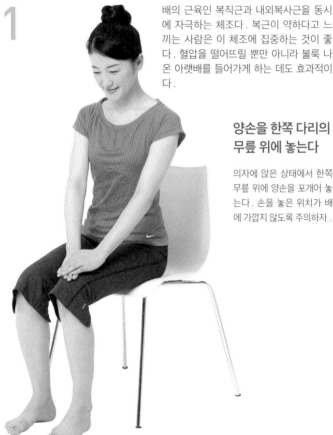

2

10초간 유지
좌우 1회씩

발뒤꿈치를 올려서
손과 다리로 서로 민다

손을 얹은 쪽의 발은 발부리가 바닥에 닿은 채로 발뒤꿈치만 올린다. 이렇게 올린 상태를 원위치로 되돌리려고 하듯이 10초간 손과 다리를 서로 민다. 그리한 다음에 힘을 빼 버린다. 이 동작을 반대쪽 다리에도 실행하자.

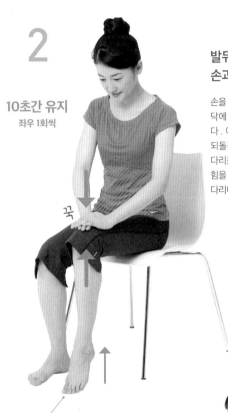

꾹

10초간 유지할 때는 되도록 호흡을 멈추자.

발부리는 바닥에 닿게 한다

＼ 안 좋은 동작 ／

발을 지나치게 올리면 배에 힘이 들어가지 않는다

발부리가 바닥에 닿지 않으면 발이 너무 올라가서 배가 아닌 넓적다리에 힘이 들어간다. 발뒤꿈치만 들어 올리도록 신경을 쓰자.

나이가 들면 제일 먼저 근육이 약해지는 부위가 등이다. 등을 한꺼번에 그리고 넓게 단련하기는 어렵지만, 이런 체조라면 일하면서도 틈틈이 쉽게 실행할 수 있다!

1

의자 끝머리에 살짝 앉아서 앞의 가장자리를 손으로 잡는다

등을 조금 둥글게 한 상태에서 의자 끝머리에 앉고 손을 교차하여 의자의 앞부분을 잡는다.

╲ 옆모습 ╱

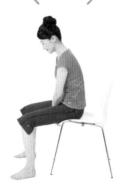

2

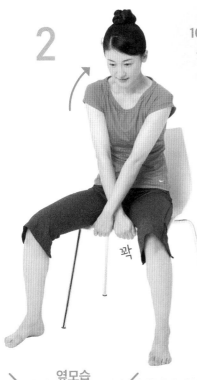

10초간
유지

의자 앞부분을 잡은 채로
몸을 뒤로 넘어뜨린다

등을 조금 둥글게 한 상태에서
의자 앞부분을 꽉 잡고 상반신
만 뒤로 쭉 넘어뜨린 후 10 초
간 유지한다 . 그리한 뒤에 힘
을 빼 버린다 .

10 초간 유지할 때는
되도록 호흡을 멈추자 .

꽉

옆모습

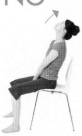

NG

**머리만 뒤로 젖히면
등이 펴지지 않는다**

머리를 위로 향하게 하
여 의자를 잡아당기면 ,
등이 펴지지 않고 어깨
에만 힘이 들어가므로
주의해야 한다 .

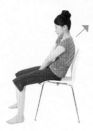

OK

**등을 둥글게 하여
뒤로 넘어뜨린다**

등은 약간 동그랗게
한 상태가 좋다 . 얼
굴은 살짝 아래로 향
한 상태에서 상반신
을 뒤로 넘어뜨린다
는 의식으로 실행하
면 , 등 전체가 확실
히 펴진다 .

부위별 체조 ❹ # 넓적다리

넓적다리는 심장에서 멀리 떨어진 근육이다. 여기를 단련하
여 혈관을 더욱더 부드럽게 만들면 심장의 부담을 덜 수 있다.

1

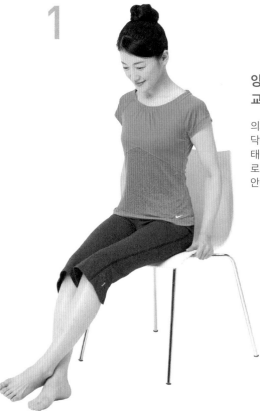

양발을 들어 올려서
교차시킨다

의자에 앉아서 두 발을 바
닥에서 약간 들어 올린 상
태에서 교차시킨다. 손으
로 의자를 잡으면 자세가
안정된다.

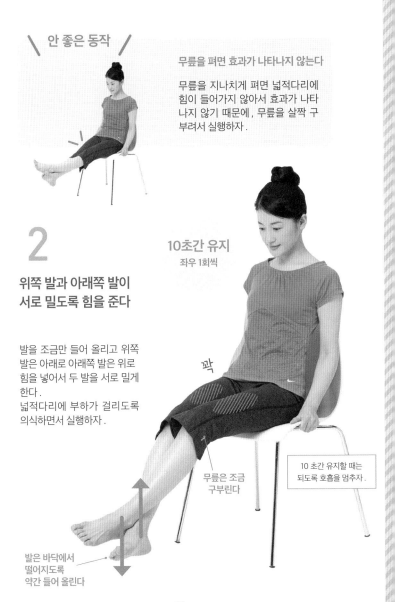

안 좋은 동작

무릎을 펴면 효과가 나타나지 않는다

무릎을 지나치게 펴면 넓적다리에
힘이 들어가지 않아서 효과가 나타
나지 않기 때문에, 무릎을 살짝 구
부려서 실행하자.

2

위쪽 발과 아래쪽 발이
서로 밀도록 힘을 준다

발을 조금만 들어 올리고 위쪽
발은 아래로 아래쪽 발은 위로
힘을 넣어서 두 발을 서로 밀게
한다.
넓적다리에 부하가 걸리도록
의식하면서 실행하자.

10초간 유지
좌우 1회씩

꽉

무릎은 조금
구부린다

10 초간 유지할 때는
되도록 호흡을 멈추자.

발은 바닥에서
떨어지도록
약간 들어 올린다

고혈압에는 고혈압에 특별히 맞춘 운동이 좋다!

"고혈압에는 어떤 운동이 좋은가요?"라고 의사에게 물으면 대개는 걷기를 추천한다. 자력으로 걷는 일 자체가 '운동'이 되는 고령자에게는, 걷기만으로도 근력 운동이 되므로 혈관이 단련되어 혈압이 낮아지는 효과가 기대된다는 말은 틀림이 없다. 그러나 통근 등으로 자주 걷는 사람의 경우에는 걷기 정도로 큰 효과를 얻기가 어렵다.

나도 시험 삼아 1년간 매일 걷기를 지속한 적이 있는데, 혈압도 체질량 지수도 전혀 변하지 않았다. '역시 혈압을 낮추고 싶다면 근력 운동을 하거나 달리기를 하여 근육에 부하를 걸 필요가 있구나!' 하고 절실히 느꼈다.

하지만 달리기를 하려고 해도 무릎이 아픈 사람도 있고, 근력 운동을 하려고 해도 헬스클럽에 다닐 시간이 없는 사람도 많을 것이다. 이러한 사람들을 위하여 고안한 것이 '자기 집에서 짧은 시간에 할 수 있으면서, 근육에 핀포인트(pinpoint)로 부하를 걸 수 있는 운동', 즉 혈압 강하에 특별히 맞춘 체조다.

'나 혼자만의 힘으로 혈압을 떨어뜨리고 싶다!'고 생각하고 있다면, 힘든 걷기를 시작하기 전에 부디 혈압 강하 체조를 먼저 체험해 보자.

제2장

혈압 강하 체조로
혈관이 젊어져서
혈압이 떨어지는 이유

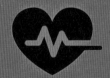

혈압을 낮추는 데는 혈관을 유연하게 만드는 물질 '일산화질소'
의 분비량을 늘리는 것이 중요하다. 이 장에서는 NO의 작용,
'가토식 혈압 강하 체조'가 NO의 분비를 촉진하는 이유에 관해
알기 쉽게 풀이한다.

도대체 혈압이 높다는 것은 어떤 상태인가?

일본인 중 4,300만 명, 다시 말해 3명 가운데 1명이 고통을 겪는다는 고혈압. 대체 왜 고혈압에 걸릴까? 여기서 먼저 혈압 그 자체에 대해 간단히 알아보자.

혈압이란 혈액이 혈관 속을 흐를 때 혈관의 벽에 걸리는 압력을 가리키는 말이다. 머리부터 발끝까지의 우리 몸에는 신선한 산소와 영양이 필요하다. 이것들을 강력한 펌프 작용을 이용하여 혈액에 실어서 온몸으로 운반하는 장기가 심장이다.

이 심장은 수축과 확장을 반복한다. 따라서 혈압을 잴 때는 최고혈압, 최저혈압이라는 2개의 수치를 파악한다.

▲ 최고혈압 = 심장이 수축하여 혈액을 내보낼 때 동맥에 걸리는 압력으로서 높은 쪽 수치

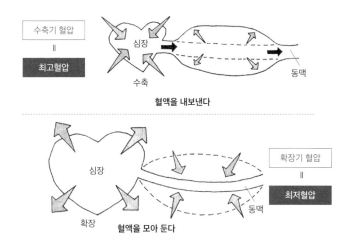

수축기 혈압
=
최고혈압

심장

수축

동맥

혈액을 내보낸다

확장기 혈압
=
최저혈압

심장

확장

동맥

혈액을 모아 둔다

▲ 최저혈압 = 심장이 확장하여 혈액을 모아 둘 때 동맥에 걸리는 압력으로서 낮은 쪽 수치

심장은 수축하여 온몸으로 혈액을 내보낸 뒤, 다음번에는 확장하여 혈액을 심장 안에 모은 후 새로운 산소와 영양을 실어서 다시 내보낸다. 이런 운동을 거듭하고 있는 것이다.

그래서 최고혈압을 '수축기 혈압', 최저혈압을 '확장기 혈압'이라고 부른다.

혈압이 오르는
원인은 무엇일까?

 심장의 수축과 확장으로 혈액이 흐를 때 혈관 벽에 강한 압력이 걸리면 혈압이 높아진다. 이것이 고혈압의 구조다. 매우 단순하다. 그러면 어떤 이유로 혈관 벽에 세찬 압력이 걸리는 것일까?

 이의 최대 원인은 혈관이 딱딱해지는 현상, 그리고 그로 말미암아 심장에 더 강한 펌프의 힘이 있어야 한다는 데 있다.

 혈관이 말랑말랑하여 혈액이 원활히 흐르는 상태라면, 심장이 약한 펌프의 힘으로 혈액을 효율적으로 내보낼 수 있기에 혈압도 높아지지 않는다.

 반면에, 혈관이 딱딱하면 혈액이 잘 흐르지 않기 때문에 심장이 혈액을 내보내는 데에 강한 펌프의 힘이 필요하므로 혈압도 상승해 버린다.

 그래서 혈압을 내리는 데는 혈관을 부드럽게 만드는 것이 필수적이다.

딱딱한 혈관	부드러운 혈관
단단하여 잘 구부러지지 않는다	탄력이 있어서 낭창낭창하다
↓	↓
혈액이 흐르기 어렵다	혈액이 잘 흐른다
↓	
혈압이 오른다	

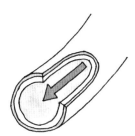

NO를 분비시키면
혈관이 말랑말랑해진다!

혈관은 평활근(平滑筋)이라는 근육으로 이루어져 있다. 근육이기에 나이가 많아짐에 따라 점점 딱딱해지고, 그대로 내버려 두면 굳어 버린다. 게다가, 스트레칭이나 마사지 등을 할 수 있는 넓적다리나 등의 근육과는 달리 혈관은 직접 펴거나 누르거나 하는 것이 어렵다.

그런데 1998년도 **노벨상을 받은 연구**에서 발견된 어느 물질이 혈관을 부드럽고 낭창낭창하게 만든다는 사실이 명백히 밝혀졌다. 그 물질이 바로 **일산화질소**(NO)다.

'일산화질소'라고 하면 대기 중에서는 유독 물질이라는 인상이 있지만, **혈관에는 매우 중요한 물질**이다.

이 일산화질소는 루이스 이그나로(Louis J. Ignarro), 페리드 뮤라드(Ferid Murad), 로버트 퍼치고트(Robert F. Furchgott)라는 3명의 연구자가 발견하여 이의 놀랍고 신비로운 작용을 규명함으로써, 1998년에 노벨 의학·생

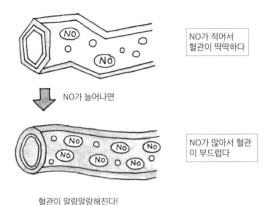

NO가 적어서
혈관이 딱딱하다

NO가 늘어나면

NO가 많아서 혈관
이 부드럽다

혈관이 말랑말랑해진다!

리학상을 받은 물질이다.

일산화질소는 주로 우리 몸의 혈관 내피세포로부터
분비돼서 참으로 다양하고 중요한 기능에 쓰인다.

NO의 작용

• 혈관을 유연하게 만들어 혈액이 원활히 흐르게 한다.

• 혈소판이 응고하지 않게 하여 혈전(血栓)이 생기는 것을 방지
한다.

• 손상된 혈관을 복구하기도 하고 혈관이 두꺼워지는 것을 막는다.

이렇게 엄청난 역할을 하는 일산화질소. 그 분비량을 늘릴 수만 있다면, 제힘으로 혈압을 낮출 뿐만 아니라 장차 고혈압을 예방할 수도 있다.

이토록 그 기능이 놀라운 NO!

혈관 내부를
넓힌다

혈전이 생기는
것을 막는다

혈관을 부드럽게
만든다

손상된 혈관을
복구한다

혈관이 두꺼워지지
않게 한다

NO가 많이 분비되면
혈액이 거침없이 온몸으로 흘러가므로

혈압이 낮아진다!

NO는 이럴 때
분비된다!

그러면 일산화질소는 어떠할 때 나올까? 그것은 혈관이 확장될 때다. 다시 말해, **혈류량이 단번에 증가하면 혈관의 내피세포가 자극을 받으므로 NO도 많이 분비된다.**

혈류를 늘리는 데는 운동이 효과적이다. 실제로 NO는 '심장 박동 수'를 높여서 피의 흐름을 빠르게 만들면 분비되기 때문에 격렬한 운동을 통하여 그 분량을 늘릴 수 있다. 하지만 평소에 몸을 잘 움직이지 않는 사람이 갑자기 '심장 박동 수'를 높이는 운동을 하겠다고 마음먹더라도 매일은 계속하기가 어려울 것이다. 그래서 내가 개발하게 된 'NO 분비 운동법'이 제1장에서 소개한 '가토식 혈압 강하 체조'다.

혈류가 좋아진다는 것은 혈관 내에 흐르는 혈액량이 증가한다는 뜻이다. 혈액이 많이 흐르게 하려면 혈관을 넓힐 필요가 있다. 그것도 그저 넓히기만 하는 것이 아니라, 혈관을 한번 꽉 하고 수축시켰다가 확 하고 풀어

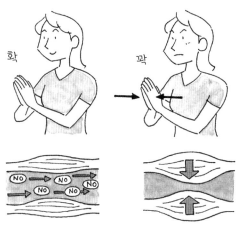

힘을 빼서 혈류량을 늘려 준다   근육을 경직시켜서 혈관을 수축시킨다

주는 편이, 막혀 있던 피를 단번에 흐르게 하므로 효과
적이다. 그 결과, 더 많은 피가 흐르기 때문에 내피세포
가 더욱 센 자극을 받는다. 수도꼭지에 호스를 연결하여
물을 받을 때 호스의 중간 부분을 발로 밟았다가 떼면
물이 세차게 나오지 않는가.

 이와 같은 원리다.

 다시 말해, NO를 효율적으로 분비시키는 데는 먼저
혈관을 수축시켜서 혈류를 나빠지게 한 뒤에 단숨에 힘
을 뺀다는 점이 중요하다.

이 이론을 응용하여 '혈압을 낮춘다.'라고 최근에 이야깃거리가 되는 것이 '핸드그립법'이다. 둥글게 접은 수건 등을 손으로 꽉 쥠으로써, 팔 근육을 경직시키고 혈관을 압박한 뒤에, 확 하고 놓으면 혈액이 대번에 흐르게 된다. 그 결과, 혈관 내피세포가 자극을 받아서 NO를 분비한다는 것이다.

그렇지만 팔 근육만 대상으로 삼기보다는 온몸 근육을 목표로 하면 혈관 전체를 자극하므로 NO의 분비량도 훨씬 많이 늘릴 수 있다. 모처럼 체조를 한다면, 효율적이고 효과가 큰 것이 더 낫지 않겠는가. 이런 점도 '가토식 혈압 강하 체조'를 고안한 계기가 됐다.

간편하면서 단시간에 NO를 분비시키는 대단히 효율적인 운동법이므로, 고혈압을 개선하고 싶은 사람은 물론이고, 지금은 혈압에 문제가 없지만 앞으로 고혈압을 예방하고 싶은 사람도 매일 실행해 주기를 바란다.

2종류의 혈압 강하 체조로
한평생 혈압을
걱정하지 않는 몸을 만든다

제1장에서는 우리 몸의 앞뒤 전체를 각각 단련하는 체조와 가슴·배·등·넓적다리 네 부위를 단련하는 체조를 설명했다.

앞뒤 체조는 1개 동작으로 앞몸과 뒷몸의 근육을 각각 최대로 경직시키는 운동이다. 요컨대 근력 운동에 가까운 요소가 있기에, 날마다 계속하면 혈관과 근육이 강화되어 지속해서 NO가 분비되기 쉬운 상태를 만들 수 있다.

반응이 빠른 사람은 1주일, 느린 사람은 1개월 정도 계속하면 혈압이 떨어지기 시작할 터이다.

한편, 부위별 체조는 굵은 혈관이 있는 큰 근육을 집중적으로 자극하는 운동이니까 혈압을 빨리 내리고 싶어 하는 이들에게 더 적합하다. 앞뒤 체조는 약간 시간이 걸리는 것이 흠이지만, 계속해서 혈압 강하 효과가 나타난다. 반면에, 부위별 체조는 즉각적인 혈압 강하 효과를 기대할 수 있다. 그리고 근육의 질을 향상해서 다시 젊어지게 한다는 점에서는 앞뒤 체조의 효과가 더욱더 크다.

거듭 강조하지만, 현재의 혈압을 내리는 '즉효성'이 있는 부위별 체조, 근육을 강화하여 장기적으로 혈압이 오르기 어렵게 하는 '지속성'이 있는 앞뒤 체조, 이 두 체조를 매일 함으로써 일평생 고혈압에 시달리지 않는 몸을 만들어 가자!

혈압 강하 체조를 실행하면 다른 면에서도 좋은 현상들이 생긴다!

혈압 강하 체조는 기본적으로 누구나 할 수 있다. 심장이 약한 사람도 '1회 5초간'과 같이 짧은 시간부터 시작하여 서서히 시간을 늘려 가면 괜찮을 것이다. 혈압 강하 체조로 NO가 분비되어 혈관이 보들보들해지면 심장의 부담도 가벼워지므로 꼭 실행해 보기를 바란다.

요통이 있는 사람도 통증을 느끼지 않는 범위 내에서 체조하면 요통이 호전될 수 있다. 왜냐하면, 요통은 배와 등에 있는 근육들이 균형을 잡지 못해서 발병하는 수가 많기 때문이다. 배와 등의 근육은 한 쌍을 이루어 움직이기에, 요통이 생긴다는 현상은 "배와 등의 근육에 균형이 깨졌다."라는 신호이기도 하다.

실은, 우리의 일상생활에서 배 근육은 무척 적게 쓰인다. 기껏해야 잠자리에서 일어날 때 정도다. 이 때문에 나이가 많아지면 보통으로 생활하는 데도 배의 근육 즉

복근은 점점 약해져 간다. 그 결과로 요통이 생겨나는 것이다. 따라서 혈압 강하 체조가 배와 등의 근육들을 두루두루 단련한다는 점에서 요통의 호전도 크게 기대할 수 있다.

그리고 혈압 강하 체조는 온몸의 근육을 자극한다는 점에서, **혈압 외에도 혈당치나 요산(尿酸)치라는 생활습관병에 관련된 수치를 전반적으로 개선할 수 있다.** 결국, 생활습관병은 운동 부족 때문에 생긴 근력 저하에서 오는 질병이다.

또한, 근육을 강화할 수 있으면 많은 여성이 시달리고 있는 냉증(冷症)도 개선할 수 있을 것이다.

혈류가 개선된 덕분에 피부의 윤기도 자르르 흐르고, 앞뒤 체조로 체간(體幹)이 단련되기에 자세도 좋아진다. 겉모습도 젊어지고 온통 좋은 일뿐이지 않은가! 체조에 관심을 가진 몇 명에게 근육 단련에 관해 물어보니 "몸이 울퉁불퉁해지므로 싫다."라고 하던데, 그토록 간단히 근력이 좋아지지는 않는다. 오히려 탄탄한 근육 만들기를 목표로 삼아서 끊임없이 노력해 주기를 바라는 바이다.

무엇보다도 죽을 때까지 자기 발로 걷는 것이 중요하다. 나이와 함께 점점 근육이 쇠약해짐으로써, 이윽고 자기 발로 걷지 못하여 지팡이를 사용하게 되고, 마지막에는 그것도 할 수 없어서 자리에 죽 누워서 지내야 하는…… 이런 꼴은 정말로 싫을 것이다. 건강하고 생기가 넘치는 인생을 보내기 위해서라도 부디 혈압 강하 체조를 실행하기 바란다.

〈혈압 강하 체조의 탁월한 효과〉

• 혈관 나이가 젊어진다
• 혈압이 낮아진다
• 요통의 호전
• 혈당치, 요산치 등의 개선
• 운동 부족 해소
• 냉증 개선
• 자세가 좋아진다
• 피부의 윤기가 좋아진다
• 자율신경이 안정되어 기분이 밝아진다

더욱이, '가토식 혈압 강하 체조'는 신체적인 면뿐만 아니라 정신적인 면에도 좋게 작용하는 까닭에 자율신경까지 안정시킨다.

요즈음은 고령자의 우울증 즉 우울 장애가 문제시되고 있는데, 이의 원인이 정신적인 면 이외에 육체의 쇠약도 크다고 한다. 간단히 매일 할 수 있는 혈압 강하 체조로 근력을 향상하면 언제까지나 원기 왕성한 마음을 유지할 수 있다.

혈압 강하 체조를 했는데도
혈압이 떨어지지 않으면
그 수치가 본인의 정상치다!

일산화질소의 분비를 늘려서 혈관이 낭창낭창해지면, 혈류가 원활해지기에 혈압의 저하가 기대된다.

하지만 혈압 강하 체조를 했는데도 "별로 혈압에 변화가 없었다."라는 이들도 있다.

그 때문에 '내게는 효과가 없나 봐.' 하고 생각하는 사람도 있는데, 그렇지 않다. **'혈압이 낮아지지 않았다'라는 것은 '낮출 필요가 없다'라는 뜻이기도 하다.**

자세히는 제3장에서 설명하겠지만, 현대의 정상 혈압 수치가 지나치게 낮게 설정되어 있다. 그런 까닭에 특별히 불편을 느끼지 않는데도 "병원에 갔더니 고혈압이라고 진단받았다."라며 혈압 강하제를 먹고 있는 사람이 무척 많다. 하지만 혈압에도 개성과 같은 것이 있다. 키나 몸무게, 나이가 다르면 혈압도 달라지기 마련이다. 이런 현상을 일률적으로 같은 기준으로 묶어 버리는 것은 옳지 않다. 요컨대, 혈압 강하 체조를 실행해도 혈압이 내리지 않는 사람은 그 수치가 현재 본인의 정상 혈압치일 가능성이 크다는 것이다.

물론 늘 180mmHg를 초과해 있거나 최근에 급격히 높아진 사람은 무엇인가 큰 병이 숨어 있을 수 있으므로 병원에 갈 필요가 있다(104쪽 참조). 이 정도의 고혈압이 아니고 특별히 불편한 데도 없는 사람이라면, 약 복용을 쉽게 받아들이지 말고, 그냥 혈압 강하 체조를 계속하는 편이 바람직하다.

가토식 혈압 강하 체조의 질의응답

Q

혈압 강하 체조는 하루 중 언제 실행하는 것이 좋은가?

A

실행 시간대는 언제라도 좋다. 다만, 체조 직후는 일시적으로 혈류가 좋아져서 혈압이 오르기 때문에 혈압을 정확히 측정하기가 어렵다. 따라서 혈압을 재기 직전에는 체조를 실행하지 말자. '혈압을 잰 직후에'라든가 '밤에 자기 전에'라는 식으로 시간을 정해 놓으면 좋을 터이다.

Q

체조를 하지 말아야 할 사람이 있을까? 체조하면 혈압이 오르기도 하는가?

A

혈압 강하 체조를 특별히 하지 말아야 하는 사람은 없지만, **실행하다가 숨이 막히면 중지해야 한다.**

그리고 혈압 강하 체조를 실행했다는 것이 원인이 되어서 실행 전보다 혈압이 오를 리는 만무하다. 만약에 **혈압이 올랐다는 사람이 있다면, 그것은 무엇인가 다른 원인이 숨어 있을 가능성이 크므로** 병원 진찰을 한번 받아 보는 것이 좋다.

Q

혈압 강하 체조를 시행하기 전에 해놓으면 좋은 동작이 있을
까?

A

시행하기 전에는 심호흡을 하는 것이 좋다. 심호흡을
하면 부교감신경이 우위를 점하여 혈류가 좋아진다. 그
리한 뒤에 혈압 강하 체조로 근육을 신축(伸縮)시키면,
혈관에 더 많은 혈액이 흐르게 되어서 NO가 많이 분비
될 수 있다.

Q

어느 정도로 계속하면 좋은가?

A

가장 좋은 것은 '될 수 있는 대로 오랫동안 지속하는 것'
이다. 사람은 나이가 들수록 근력이 약해져 가기에 무엇
이든지 운동을 계속할 필요가 있다. 그렇지만 격렬한 운
동은 지속하기가 어렵다. 거듭거듭 말하지만, 이런 상황
을 고려하여 여러 근육을 쉽게 단련하려면 어떻게 하는
것이 좋은지 궁리하여 만든 것이 혈압 강하 체조다.

쭉 혼자의 힘으로 인생을 보낼 정도로 근력을 유지하
고 싶다면, 그리고 한평생 고혈압에 휘둘리고 싶지 않다
면, 적어도 이 혈압 강하 체조만은 반드시 실행하기를
바라는 바이다.

가토식 혈압 강하 체조
체험자 이야기

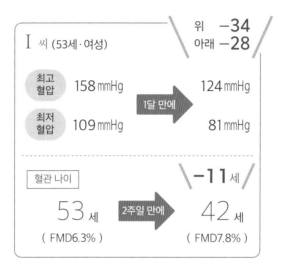

체질이라고 단념했던 고혈압이 개선되고
혈관 나이도 11세나 젊어졌다!

본디부터 혈압이 높은 체질로서 어릴 때부터 최고혈압이 130대였
다. 그러던 것이 나이와 함께 조금씩 높아져서 최근 몇 년간은 위가
150대, 아래가 100대라는 수치가 보통이었다. 식사도 골고루 하려
고 신경을 썼고 수면도 제대로 취했는데 변화가 없었다. 그래서 '체

질 때문에 어쩔 수 없구나!' 하고 포기하고 '슬슬 약을 먹기 시작하는 게 좋겠다.'라고 생각하던 때였다.

우연히 지인으로부터 혈압 강하 체조를 소개받고 실행해 본 결과, 3일째에 133/80이 되었다! 그 뒤에는 150대로 되돌아가거나 140대가 되는 등등을 되풀이하면서 천천히 수치가 낮아졌다. 1개월 후에는 평균하여 130대 전반/80대가 됐다.

또한, 이번에는 FMD(flow-mediated dilation·혈류 관련성 확장) 검사, 즉 혈관 내피 기능을 측정하는 검사를 병원에서 받았다. NO가 넉넉히 분비되면 백분율(%)이 올라간다고 하는데, 2주일 뒤에 다시 검사했더니 1.5%나 높아졌다. 의사에게서 "보통은, 잠깐 운동한 정도로 이토록 높아지지 않아요!"라는 말을 듣고서 역시 혈압 강하 체조는 효율적인 체조구나 하는 생각이 들었다.

그 결과, 혈관 나이가 11세나 젊어졌고 장래에 심근경색, 뇌경색에 걸릴 위험도 크게 줄었다. 앞으로도 체조를 계속하여 혈관 나이를 더욱더 젊어지게 하고 싶다!

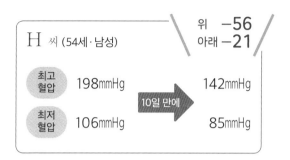

H 씨 (54세·남성)		위 −56 아래 −21
최고 혈압	198mmHg	142mmHg
	10일 만에	
최저 혈압	106mmHg	85mmHg

겨우 10일 만에 50 이상 낮아져서 깜짝 놀랐다!

혈압, 혈당치, 요산치가 높아서 각각의 약을 먹고 있다. 조부모와 양친도 혈압이 높은 계통의 집안으로서 32세 무렵부터 최고혈압이 150~160대였다. 약을 쭉 먹고 있는데도, 요즈음은 190대까지 오르는 날이 꽤 많아졌다. 실은, 반년쯤 전에 가슴이 답답해져서 구급차에 실려 간 적이 있지만, 심전도와 심장카테테르(Katheter)*법 검사를 해 봐도 이상이 없었다. 또다시 같은 증상이 나타나면 어떻게 하나 하면서 걱정하고 있었다.

그러다가 혈압 강하 체조를 알게 되어 실행을 시작했는데, 놀랍게도 그다음 날부터 혈압이 내리기 시작했다. 체조를 10일 정도 계속한 뒤에, 게으름을 피우는 바람에 혈압이 조금 상승했지만, 다시 시작하니까 다음 날부터 내리기 시작했다. 최근에는 아침에 150대/90대, 밤에 140대/80대와 같이 안정되어서 약을 끊을까 하고 생각하는 중이다. 앞뒤 체조는 맨 처음에 5~6초씩 지속했는데, 지금은 40초 정도 유지할 수 있다.

* 심장 내에 가느다란 관인 카테테르를 넣어서 심장의 기능이나 혈행 상태를 알아보는 검사법이다.

체조 덕분에 혈압이 떨어져서
약을 먹지 않고도 해결됐다!

직업이 간호사라서 식사의 영양 균형에 관심을 기울이고, 운동도 1주일에 1회 수련하는 가라테(唐手·일본식 권법)를 10년째 계속하고 있다. 그런데도 고혈압에 걸리고 말았다.

예전에는 혈압이 그다지 높지 않았는데, 작년부터 갑자기 오르기 시작하여 최근에는 최고혈압의 평균치가 150대다. 어떤 때는 170대까지 오르기도 한다.

약을 먹는 편이 좋을까 하고 생각하고 있는데, 마침 어느 지인이 혈압 강하 체조를 소개해 줘서 실행에 도전해 봤다. 그러자 체조를 시작한 지 사흘 만에 127/70까지 떨어져 버렸다! 그 뒤에는 위가 140대와 130대를 오르내리더니 2주일이 지나서 평균 120대로 안정됐다. 중성지방 수치가 높아서 이미 고지혈증약을 복용 중이다. 더는 약을 늘리는 것이 싫었는데, 혈압 강하 체조를 시험해 볼 수 있어서 정말로 다행이었다.

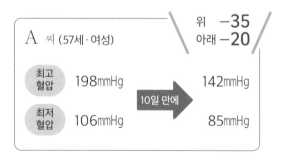

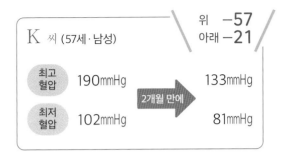

이렇게 간단한 체조로 혈압이 낮아지다니…….
도중에 그만두지 않아서 천만다행이었다.

이번에, 혈압 강하 체조를 하라는 권유를 받고서, 오랜만에 혈압을 정확히 측정해 봤다. 그런데 내 예상을 훨씬 초과한 수치가 나와서 충격을 받았다. 이러다가는 큰일이 나겠다고 생각했지만, 배웠던 체조의 실행을 업무·회식 등으로 바빠서 조금 등한시할 때도 있었다. 하지만 모니터링을 원하는 담당자의 요청도 있고 해서 마지못해 체조를 지속했다. 그런데 놀랍게도 혈압이 진짜로 내려간다는 것을 알게 됐다. 이제는 혈압 강하가 기뻐서 매일 체조를 실행한다. 스트레스와 전날 마신 술 때문에 수치가 오르기도 하지만 대체로 130대/80대가 자주 나오기에 이르렀다.

이 체조는 일단 익혀 두면 간단히 실행할 수 있기에 조금 게으른 편인 나에게 딱 알맞은 운동이다. 부위별 체조를 업무 중에 몰래 하곤 하는데 아직까지 누구에게도 들키지 않아서 운이 좋은 편이다.

제3장

약에 지나치게
의존하는 것은
위험하다!

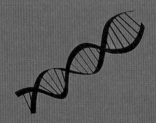

가토식 혈압 강하 체조의 목적은 혈관을 부드럽게 만듦으로써
약 없이 혈압을 내리는 것이다. 그리고 약을 먹는 이들에게는
최종적으로 약을 끊게 하는 것이다. 그러면 왜 혈압약을 계속
먹으면 좋지 않을까? 그 위험성을 살펴보자.

약으로 혈압을
낮추는 것은 무섭다!

"병원에 가니까 고혈압이라고 하더라."라는 말을 자주 듣는데, 실제로 일본의 고혈압 환자의 수는 어느 정도일까? 정부 추정으로는 약 4,300만 명이다. 2016년도에 시행된 후생노동성의 '국민 건강·영양 조사'에는 남성의 34.6%, 여성의 24.8%가 "당신은 고혈압 환자입니다."라고 진단되었다고 밝히고 있다.

그러면 고혈압으로 진단되었을 때 병원에서는 어떤 일이 이루어질까? 의사들은 대개 "약을 드릴게요."라고 혈압 강하제를 처방한 뒤에, 그것으로 혈압이 낮아지면 "좋아요, 떨어졌네요."라며 정말로 나은 것처럼 말한다. 그러나 이상하다는 생각이 들지 않는가?

이는 그저 혈압을 낮췄을 뿐인 대증(對症)요법에 지나지 않는다. 치료라는 말의 의미는 "병의 원인을 밝혀서 약에 의존하지 않는 생활로 돌아가게끔 조처한다."라는 뜻이 아니던가.

그러면 도대체 왜 혈압이 높아졌을까? 여기에는 반드

시 무엇인가 까닭이 있다.

대부분은 운동이 부족하거나 나이가 많아짐에 따라 혈관이 딱딱해졌기 때문이지만, 그중 몇 할 정도는 심장이나 뇌 등에 있는 불편이 고혈압이라는 형태의 신호로 나타난 것이다.

혈관이 단단하게 굳어져 있을 때는 혈압 강하 체조 등의 운동을 실행하여 NO를 분비시키면 혈압이 내려간다. 위험한 것은 무엇인가 질병이 숨어 있어서 혈압이 올라간 상황이다. 이런 상태를 내버려 두면 당연히 근본 원인인 병이 깊어져 간다.

흔히 고혈압 환자가 어느 날 갑자기 쓰려져서 사망하는 일도 있지 않은가. 이럴 때 의사들은 대개 "고혈압이 원인입니다."라고 하는데 이는 전혀 맞지 않는 말이다. **질환 때문에 생긴 고혈압이다.**

요컨대, 몸은 혈압을 올려서 "여기에 병이 숨어 있어요!" 하며 열심히 알려 주고 있었다. 이런 경보(警報)를 약을 써서 억지로 무시함으로써 질병이 있다는 낌새를 알아차리지 못하게 되고 말았다. 이는 실로 경적이 귀찮

다고 생각한 나머지 '도난 방지 장치'의 전원을 끊어서
도둑이 침입하도록 허락한 것과 마찬가지다.

혈압은 우리 몸의 어딘가 불편하다는
점을 알리는 중요 신호다!

우리 몸은 구조가 참으로 신기하게 이루어져서, 어딘가의 상태가 나쁠 때는 틀림없이 아프거나 열이 나게 되어 있다. 즉, 불편을 알리는 신호를 보낸다.

감지기가 반응하여 주의보를 울리고 있는데도, 이를 무시하여 환부(患部)를 치료하지 않고 내버려 두면 어떻게 될까? 몸은 통증을 더더욱 심하게 만들어서 기어이 우리에게 알리려고 애를 쓴다. 두통약과 같은 진통제를 자주 먹을 때, 그 약효가 나타나지 않는 이유도 여기에 있다. 약의 힘으로 억지로 통증을 없애 버리기 때문에, 우리 몸이 "제발 치유해 주세요!"라며 신경계통을 통해 '통증 생성 물질'을 더 많이 내보낸다.

혈압도 마찬가지다. **고혈압이라는 신호를 보냄으로써** **"질환이 있어요. 고쳐 주세요!"라고 알려 주는 것이다.**

한창 일할 나이의 봉급생활자가 돌연사했을 때 "조금 전까지 건강했는데……."라는 말을 가족에게서 들을 때가 더러 있다. 그렇지만 분명히 본인에게는 자각이 있었을 것이다.

이를테면, '점차 두통약이 듣지 않게 됐다!'든지, '가끔 가슴이 답답해졌다!'든지 하는 느낌이다. 이런 형편을 남에게 말하지 않았을 뿐이다. 그래서 '이 업무가 끝나면 병원에 가야지.'라고 생각했는데 그때까지 버티지 못하고 사망하고 만 것이다.

흔히들 이야기하는 '침묵의 살인자' 따위의 병은 없다. 이는 그저 신호가 울리는데도 무리를 하고 있었을 뿐이다. 자기 몸이 위험에 빠졌는데도 아무것도 하지 않고 힘없이 내버려 두다니, 몸 전체를 관리하는 뇌가 그런 바보 같은 짓을 할 리가 없다.

약을 써서 억지로 혈압을 내리면
온몸에 영양이 운반되지 않는다!

혈압 강하제를 복용하면, 몸이 보내는 신호를 지워 버리는 것 이외에도 많은 위험이 따른다. 왜냐하면, **이 약이 혈압을 낮출 뿐 아니라 혈류도 나쁘게 만들기 때문이다.**

피의 흐름을 약하게 하면 혈관에 걸리는 압력도 줄어들기 때문에 혈압 수치가 낮아지는 것은 확실하다. 하지만 여기서 대관절 왜 혈액이 온몸에 흐르는지를 생각해 보자. 그 이유는 산소와 영양을 몸 전체에 골고루 보내기 위해서다. 그 덕분에 우리의 심장으로부터 떨어져 존재하는 뇌, 손발 끝까지의 모든 기관이 건강한 상태로 활동할 수 있다.

그런데 약으로 혈액의 운반량을 줄여 버리면 온몸에 충분한 영양이 도달될 수 없다. 손끝이나 발끝 같은 말단 부위가 무척 차가워질 터이다. **무엇보다도 위험한 상황은 뇌에 보내는 영양도 감소한다는 점이다.** 머릿속이 점점 멍해지며, 이런 상태가 지속하면 **치매 증세가 나타날 가능**

성이 커진다. 그리고 눈에도 영양이 부족해지므로, 혈압
약을 먹는 사람에게는 **백내장, 녹내장 같은 눈병이 생기는
사례가 많다.**

이러한 약이 너무나 쉽게 처방되어서 장기간 복용되
고 있다니, 정말로 무섭다. 조금씩이라도 좋으니 하루빨
리 약을 끊어 가도록 진심으로 바란다.

혈압 관계만으로 여러 종류의
약을 먹는 사람도 있다!

혈압약도 1종류만 복용한다면 그런대로 괜찮은데, 환자 대부분이 몇 가지나 되는 것들을 먹고 있다. 후생노동성의 '고령자의약품적정사용검토회'의 통계에는 "75세 이상의 환자 가운데 네 사람 중 한 사람은, 복수의 의료 기관에서 10종류 이상의 약을 처방받고 있다."라는 자료가 있었다. 이런 '고령자 약물 남용' 때문에 후생노동성이 "6가지 이상을 복용하면 부작용이 생기기 쉽다."라는 지침을 제시했지만, 약 전문가인 우리 약사들이 보기에는 그것도 많으며, 4종류 이상은 위험한 것 같다.

약에는 주(主) 효과와 부(副) 효과가 있는 까닭에 이의 배분을 잘 조정하면서 병을 치료하는데, 4가지 이상을 복용하면 어느 약에서 부작용이 생기는지 알 수가 없어져 버린다.

이러한 복수 처방은 혈압약에 관해서도 정도가 심해서 혈압 강하제만 두세 가지나 처방받는 사람도 있다. 혈압

약 이외에 고지혈증이나 고혈당 약이 처방되고 있다면, 그래도 이해할 수 있다. 그런데 그렇지 않고, 혈압약만으로도 몇 가지나 처방된다. 예를 들자면, 심장에 효험을 나타내어 혈압을 내리는 것, 혈관에 효험을 나타내어 내리는 것, 신장에 효험을 나타내어 내리는 것, 오줌을 많이 배설시켜서 내리는 것 등등의 종류다.

요컨대 혈압이 오른 원인을 모르기 때문에, 여러 가지 약을 먹으면 그중 어느 것에서 효과가 나타나겠지 하고 추측하는 것이다. 이런 식으로 복용하면 몸에 손상이 생길 수밖에 없지 않은가.

혈압 강하제의 작용과 부작용

일반적으로 처방되는 혈압 강하제를 다음과 같이 정리했다. 약을 먹는 사람은 자기의 약이 어떠한 것인지, 그리고 어떤 부작용이 있는지를 확인해 보자.

─────── 주로 처방되는 약 ───────

칼슘 길항제

작용… 혈관을 수축시키는 칼슘 이온이 혈관 내에 들어오는 것을 억제하고, 혈관의 평활근을 이완함으로써 혈관을 넓혀서 혈압을 낮추는 약이다. 협심증이나 심근경색의 치료·예방을 위해 개발됐다.

부작용… 두근거림, 두통, 화끈거림, 부종, 변비 등.

ARB(angiotensin II receptor blocker · 앤지오텐신 II 수용체 차단제)

작용… 혈압을 상승시키는 '앤지오텐신 II'의 작용을 방해함으로써 혈관 수축, 체액 비축, 교감신경의 활성화를 억제하여 혈압을 떨어뜨리는 약이다.

심장, 신장, 뇌의 장기 합병증이나 당뇨병이 있는 고혈압 환자의 치료에 효과가 좋고 부작용이 적다고 해서 제일 먼저 선택되는 약이다.

부작용… 임신 중이거나 수유 중인 여성에게는 사용을 금지한다. 중증 콩팥 장애 등 콩팥 기능에 문제가 있으면 투여를 결정할 때 신중해야 한다.

ACE저해제(Angiotensin Converting Enzyme 沮害劑 · 앤지오텐신 전환효소 저해제)

작용… 앤지오텐신 I 이라는 성분이, 혈압을 상승시키는 '앤지오텐신 II'로 전환되는 것을 방지하여 혈압을 낮추는 약이다. 심근경색의 2차

예방에 제일 먼저 선택되는 약이다.

부작용… 마른기침을 한다. 드물게는 혈관부종이 발생하기도 한다. 임신부에는 사용을 금지한다.

이뇨제

작용… 혈압이 염분에 민감하게 반응하는 성질(식염 감수성)이 높아서 발병한 고혈압에 사용한다. 몸속에 염분이 축적되면 혈압이 오르므로 오줌을 누게 함으로써 수분과 함께 염분을 배출시켜서 혈압을 낮춘다. '심장 기능 상실'을 예방한다.

부작용… 저(低)나트륨 혈증(血症) · 저칼륨혈증 · 저마그네슘 혈증과 같은 전해질대사 이상, 내당능(耐糖能) 저하, 고뇨산(高尿酸) 혈증, 고중성지방증(高中性脂肪症) 등을 일으켜서 신진대사에 악영향을 끼친다. 간혹 광선과민증, 혈소판감소증이 나타나기도 한다.

―――――――――― 그 밖의 혈압 강하제 ――――――――――

베타 차단제(알파 베타 차단제도 포함된다.)

작용… 심장의 수축력을 감소시켜서 심장이 내보내는 혈액량을 줄임으로써, 혈압 조절에 관여하는 레닌(renin)의 활성을 억제한다. 교감신경을 억제하여 혈압을 내리는 약이다. 협심증이나 심근경색의 예방·치료를 위해 개발됐다.

부작용…기관지천식 등에는 사용을 금지하고, 만성폐쇄성폐질환에는 투여를 결정할 때 신중해야 한다. 투여를 갑자기 중지하면, 협심증이나 고혈압 발작이 생길 수도 있다.

알파 차단제

작용… 교감신경계의 전달 물질과 혈관의 알파 수용체가 결합하여 혈관이 수축하는데, 이 알파 수용체를 차단함으로써 혈관의 수축을 억제하여 혈압을 낮추는 약이다.

부작용… 처음 투여할 때 기립성 고혈압에서 오는 현기증, 두근거림, 실신이 생길 수 있기에 소량부터 개시한다.

직접적 레닌 저해제(Direct Renin Inhibitors)

작용… 혈압 상승에 관여하는 레닌의 활성을 방해하여 혈압을 내리게 하는 약이다. 지속해서 혈압 강하 효과를 발휘한다.

부작용… 혈관부종, 아나필락시스(anaphylaxis · 극심한 쇼크 증상의 일종), 고칼륨혈증, 콩팥 기능 장애 등이 나타날 수 있다.

혈압 강하 체조로 혈압이 떨어지면 약을 서서히 끊자!

약을 많이 먹지 않더라도 혈관의 내피세포로부터 NO를 분비시켜서 혈관을 건강하게 만들면 혈압은 쉽게 낮아진다. 그렇지만 환자들 대부분은 이렇게 말한다.

"약을 끊고 싶지만 두렵다!"

그 기분, 충분히 이해한다. 물론 나도 **급히 모든 약을 끊으라고 주장하고 싶지는 않다.** 지금 그 약이 꼭 필요한 사람도 있으므로, 혈압 강하 체조를 착실히 실행했는데도 혈압이 높은 이들은 의사와 상담하여 원인을 확실히 찾는 것이 좋다.

그러나 태반의 사람은 운동이 부족했던 탓에 혈관이 단단하게 굳어서 혈압이 올랐을 뿐이다.

이런 고혈압은 혈압 강하 체조 등을 실행하여 NO를 늘리면 쉬이 정상치로 떨어지므로 원래는 약을 먹을 필요가 없었다.

하지만 많은 사람이, 한번 먹기 시작한 약을 끊는 것이 무

서워서, 아무 생각도 없이 습관적으로 약을 먹고 있다. 그 결과, 도리어 자기 몸에 불편한 증세를 일으키고 있다.

이 대목에서 내가 경영하는 회사 직원의 아버지인 A씨(82세)의 사례를 소개하고자 한다. A씨는 고혈압으로 진단된 뒤에 아들을 통해서 나와의 상담을 의뢰해 왔는데, 내가 그를 만났을 때는 놀랍게도 무려 11가지의 약을 처방받고 있었다. 게다가 매우 성실한 성격이어서 의사의 지시대로 매일 아침·점심·저녁 시간에 꼬박꼬박 약을 먹고 있었다. 그런데도 웬일인지 늘 몸 상태가 좋지 않다고 했다.

그래서 나는 A씨에게 혈압 강하제의 복용을 중지한 후에, 혈압 강하 체조를 시험 삼아 한번 실행하라고 권했다.

그래도 여전히 혈압이 떨어지지 않으면 다시 약을 먹으면 된다고 말하니까 안심하고 체조를 시작하겠다고 했다.

일반적으로 "혈압 강하제는 계속 복용하지 않으면 효험이 약해진다."라고 하는데 그럴 리가 없다. 약이란 기본적으로 대증요법으로 쓰이는 것이기에, 혈압이 올랐을 때만 먹으면 되며, 내렸을 때는 먹지 않아도 문제없다. 체조를 실행한 A씨를 잠시 살펴보니까, 그 역시 약 없이 혈압이 정상치로 바뀌었으며 몸 상태도 호전되어 있었다.

A씨의 몸이 좋지 않았던 데는 아래와 같은 이유가 있었다. A씨에게는 혈압 강하제만으로 3종류의 약이 처방됐었다. 이토록 많이 복용하면 당연히 혈류가 매우 나빠지므로, 온몸에 영양이 골고루 운반되지 않아서 몸을 움직이기가 귀찮아진다. 결과적으로 일상의 운동량이 어쩔 수 없이 줄어드는 까닭에 밤에는 잠을 못 자게 된다. 그 때문에 A씨는 수면제도 처방받았었다.

더욱이 이 수면제로 말미암아 낮에도 멍하게 앉아 있었다고 한다.

또한, 혈압 강하제를 장기간 복용하면, 약 종류에 따라 다를 수도 있지만, 위산 과다를 일으키게 된다. 그러면 의사는 혈압 강하제에 더하여 위산 분비를 억제하는 약을 추가로 처방한다.

그러자 소화력이 약해진 나머지 식욕이 나지 않게 된다. 음식을 너무 적게 먹으면 대장이 변을 밀어내지 못하여 변비가 생기므로 변비약까지 처방한다. 정말로 끝이 없지 않은가.

　A씨는 최종적으로 약을 끊었으며, 지금은 혈류가 좋아져서 영양이 전신에 도달되기 때문에 비실비실하지 않고 몸을 잘 움직인다. 그렇게 되니까 몸이 피곤해져서 밤에도 잠을 편하게 잔다. 또한, 위산도 정상적으로 분비되어 식욕이 돋기에 식사량이 늘어난다. 저절로 배변도 좋아진다. 결국, 전부 나아 버렸다는 말이다.

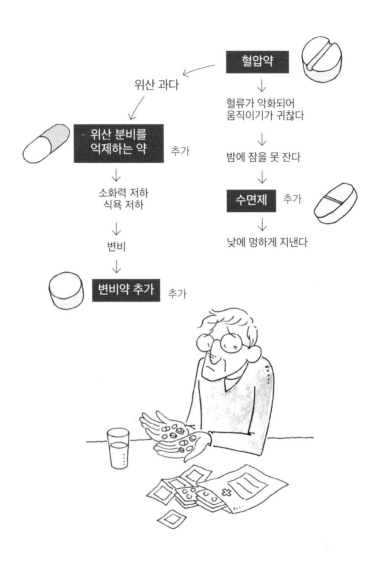

혈압약

↓

혈류가 악화되어
움직이기가 귀찮다

↓

밤에 잠을 못 잔다

↓

수면제 추가

↓

낮에 멍하게 지낸다

위산 과다

↓

위산 분비를
억제하는 약 추가

↓

소화력 저하
식욕 저하

↓

변비

↓

변비약 추가 추가

약을 듬뿍 처방하는
의사는 믿을 수 없는 사람이다!

환자에게 인기가 있는 의사는 환자의 이야기를 "아, 그래요. 정말로 괴롭겠네요."라며 친절하게 들어 주면서 약을 수월히 처방해 주는 사람이다. 그러나 **우리들 약사가 보기에는 약을 많이 처방하려는 의사보다도 "감기네요. 이 정도는 자고 나면 나아요!"라며 약을 처방하지 않는 의사가 더 믿을 수 있을 것 같다.**

그렇지만 현실은 약을 쉽게 처방하지 않는 의사가 있는 병원에는 환자가 적게 오고, 약을 잔뜩 처방하는 곳에는 환자로 장사진을 이룬다. 그리고 환자는 너도나도 "좋은 의사예요!"라며 입을 모아 칭찬한다.

설령 고령자가 앞서 소개된 약의 악순환으로 몸이 불편해졌다손 치더라도, 그 원인을 나이 탓으로 돌리지 약에서 찾지 않는다. "나이가 많아서 그런가?"라며, 누구도 치료법에 문제가 있다고는 의심하지 않는다. 의사도 "혈압 강하제는 평생토록 먹어도 괜찮아요!"라고 하지

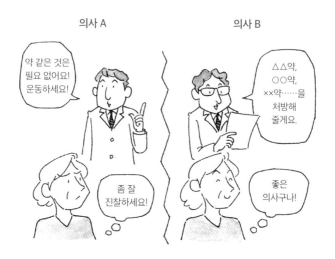

않는가. 하지만 약사로서는 "**일생토록 먹어도 좋은 약은
있을 수 없다.**"라고 힘주어 말하고 싶다.

병원에서 사망한 환자 가운데 고혈압을 앓던 사람이
많다는 것은 분명하지만, 이는 "닭이 먼저냐 달걀이 먼
저냐?"라는 문제이며, 고혈압에 걸릴 정도로 딱딱한 혈
관과 근육 때문에 다른 병에 걸렸을 수도 있다.

대체로 의사들은 고혈압의 근본을 치료하지 않고, 약
을 써서 억지로 수치만 정상치로 낮춰 버린다. 그렇지만
약을 먹는 사람이 실제로 장수하느냐 하면, 그런 자료는
아직도 이 세상에 없다.

의사는 약의 부작용을
잘 모른다!

이 장에서는 혈압약의 복용이 얼마나 위험한지, 그리고 어느 정도로 불편을 일으키는지를 해설했다.

물론 별안간 높아진 고혈압은 위험하지만, **나이와 함께 느리게 상승한 만성적 고혈압은 그다지 겁낼 필요가 없다.**

혈관은 사용하지 않으면 단단하게 굳어진다. 그러나 NO를 충분히 분비시키면 부드러워진다.

사람들은 흔히 "약을 끊고 싶은데 쓰러질까 봐서 끊지 못한다."라고 말한다. 실제로 의사에게 "혈압이 내렸는데 약을 끊어도 될까요?"라고 상담하면, "혈압이 낮아진 이유는 지금까지 먹어 온 약이 효과를 나타냈기 때문이에요. 끊으면 다시 높아져요."라며 끊지 못하게 한다.

하지만 원래 의사는 약사와 달리 약의 작용에 관하여 철저히 배우지는 않는다. 어떠한 성분에 어떤 독성이 있는지, 어느 장기에 손상을 입히는지 하는 부분까지는 열심히 공부한 의사가 아니면 모를 것이다. 다시 말해, 처방하는 의사 자신도 부작용에 대하여 그런 정도로까지 세밀히 알고 있지 않을 가능성이 크다. 그래서 앞으로는 '이 약을 먹어도 될까?' 하고 불안한 생각이 들면, 반드시 약 전문가인 약사에게 상담하기 바란다.

제4장

여러분의
혈압 지식은
틀렸다!

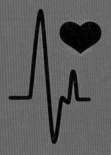

세상에 알려진 혈압 지식은 사실 그다지 근거가 없거나 잘못된
상식을 바탕으로 한 것이 많다. 올바른 혈압 지식을 익혀서 제
힘으로 혈압을 낮추자!

140을 넘으면
누구나 고혈압인가?

일본 고혈압 협회의 '고혈압 치료 지침'에는 위가 130~139mmHg(이하 단위 생략), 아래가 85~89일 때 '정상 고치(高値) 혈압'으로 본다. 다시 말해, '고혈압 전 단계'라는 뜻이다.

이를 초과하면 수치별로 '1도 고혈압' '2도 고혈압' '3도 고혈압' '(고립성) 수축기 고혈압'으로 분류가 바뀌어 간다. 그렇지만 중요한 것은 위가 140 아래가 90을 넘으면, 뚱뚱하거나 빼빼하거나, 또는 키가 크거나 작거나 간에 일괄적으로 고혈압으로 진단해서 "낮추지 않으면 위험해요."라며 약을 처방한다는 점이다. 이것이 지금 고혈압 환자가 처해 있는 상황이다.

그렇다면 140 또는 90을 넘은 이들에게는 진짜로 불편한 부위가 생겼을까?

아마도 고혈압이라고 진단된 사람 대부분이 "모르겠어요."라고 대답할 터이다. 이렇게 말하는 나 역시 평균치가 위 148, 아래 94이지만 대단히 건강하다. 물론 약도 먹지 않는다. 그도 그럴 것이, **오늘날 설정된 고혈압의 수치가 지나치게 낮기 때문이다.**

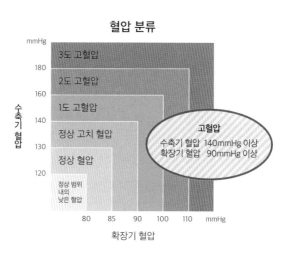

혈압 분류

mmHg

3도 고혈압

180

2도 고혈압

160

1도 고혈압

140

정상 고치 혈압

130

정상 혈압

120

정상 범위 내의 낮은 혈압

수축기 혈압

고혈압
수축기 혈압 140mmHg 이상
확장기 혈압   90mmHg 이상

80   85   90   100   110   mmHg

확장기 혈압

※ 일본 고혈압 학회의 '고혈압 치료 지침 2014'를 참고로 하여 만든 자료다.

옛날에는 최고혈압이 '나이+90' 이하면 정상이었다!

그러면 왜 이렇게 고혈압의 설정치가 낮게 정해져 있을까?

실은 예전의 고혈압 설정치는 지금과 같이 낮지 않았다. 1960년대 후반에 일본의 대학 의학부에서 가장 많이 쓰였던 《내과 진료학》이라는 교과서에는 '일본인의 연령별 평균 혈압'의 계산법으로서 **'최고혈압=나이+90'** 이라는 공식이 실려 있다. **요컨대, 지금 60세인 사람이라면 '60+90'이라고 계산되어, 최고혈압이 150 이하라면 정상 혈압이라고 여겼다**는 뜻이다. 70세면 160 이하, 80세면 170 이하가 정상이다.

그런데 1999년 WHO(세계보건기구)와 ISH(국제고혈압학회)가 "140/90 이상은 고혈압이다."라고 정의했다.

그러자 일본 고혈압 학회도 이에 따라서 2000년도에 '140/90 이상'을 고혈압이라고 정하고 목표 수치를 '130/85 미만'까지 내렸다.

하지만 이때에는 아직 70대 노인의 최고혈압 목표치는 150~160, 80대는 160~170과 같이 나이에 따라 수치의 폭을 두었다. 이윽고 2003년에 와서는 일본 고혈압 학회가 이러한 나이별 수치도 철폐했다. 나이와 관계없이 "140/90 이상은 혈압 강하제를 처방한다."라고 정했다.

사실은 140/90이라는
기준치의 과학적 근거가 약하다

한편 '일본 인간 독(human dock · 종합건강검진) 학회'는, 2014년에 '새로운 건강검진을 위한 기본 검사의 기준'으로서, 건강한 남녀의 혈압 상한치를 '최고혈압 147, 최저혈압 94'로 정했다. 이 때문에 "고혈압의 기준이 약해졌다."라고 보도되기도 했지만, 이에 대해 일본 고혈압 학회는 "과학적 근거의 신뢰도가 낮다."라며 강하게 반박했다.

그렇지만 "함부로 혈압을 낮추는 것이 반드시 건강하게 만드는 것은 아니다."라는 과학적 근거가 밝혀져서인지는 몰라도, 일본 고혈압 학회가 2014년에 청장년층의 혈압 강하 목표를 130/85 미만에서 140/90으로 올렸다.

그리고 75세 이상의 고령자에 관해서도 혈압 강하 목표를 150/90으로 높였다.

그래도 아직 목표치가 너무 엄격하다. 게다가 정말

곤란한 것은 이렇게 **목표치가 높아진** 뒤에도, 의사들 대부분은 변함없이 이전 수치를 적용하여 140을 초과하면, "예, **고혈압이군요.**" 하면서 혈압약을 처방한다는 점이다.

따라서 혈압이 높아졌더라도 '의사가 고혈압으로 진단했으니까.' 하며 순순히 약을 먹지 말고, 운동하거나 생활습관을 개선하여 먼저 스스로 혈압을 낮추고자 노력하는 것이 좋다. 그래도 혈압이 내리지 않을 때 약을 먹어도 늦지 않다.

아래 혈압이 높으면
동맥경화가 생기기 쉬울까?

"위의 혈압은 120대로서 정상인데 아래가 90보다 높 아요."라는 등의 이야기를 들은 적이 없는가? 의료업계 는 이런 수 저런 수로 우리를 상습적으로 위협하는데, 최고혈압이 정상이라면 이다음에는 "최저혈압이 높아 서 위험해요."라며 약을 처방하려고 든다. 하지만 솔직 히 말해, 최저혈압만 낮추는 약은 없다. 혈압 강하제를 먹으면 정상인 최고혈압도 당연히 떨어지므로 대단히 위험하다.

사람들은 자주 "최저혈압이 높은 것은 말초 혈관에서 의 혈류가 나빠진 탓이다."라고 말한다. 그러나 나는 그 런 것이 아니라 **혈압계의 사용법을 잘 몰라서 생긴 경우가 대부분**이라고 여긴다.

혈압계에는 올바른 사용법이 적힌 설명서가 딸려 있 지만, 글자가 작아서 알아보기가 어렵기에 사람들이 제대로 읽지 않는다. 그 때문에 팔을 너무 세게 조이거나 팔의 높이가 심장 높이와 다르거나 하여 측정할 때마다 다른 수치가 나온다. '아래 혈압이 높다.'고 병원에 가기 전에 설명서를 다시 한 번 읽고서 혈압을 정확히 재 보자.

최고혈압과 최저혈압의 차이에 대해 신경을 쓸 필요가 있는가?

최고혈압과 최저혈압의 차이가 크거나 작은 것에 신경을 쓰는 사람도 꽤 많다. 예를 들어, 120/90 등과 같이 차이가 작거나 반대로 150/80과 같이 극단적으로 크거나 하면, '뭔가 불편한 데가 생긴 게 아닐까?' 하고 불안해진다.

물론 최고혈압과 최저혈압의 차이도 사람에 따라 다르다. 젊을 때는 심장의 펌프력이 강해서 차이가 작은 경향을 보인다. 반면에, 60세가 넘으면 최고혈압이 상승하므로 차이가 크게 벌어진다.

그러므로 그다지 심각하게 생각하지 않아도 되며, **보편적으로 혈압의 차이가 대략 40~60의 범위에 든다면 특별히 걱정할 필요가 없다.** 차이가 작을 때도 최고혈압이 정상 범위 내에 있다면 역시 문제가 없다.

하지만 차이가 너무 작거나 큰 상태가 계속되면 한번 병원에 가서 정확히 측정해 보는 것이 좋다. 특히, 차이가 60 이상인 사람은 심장이 잘 작동하고 있지 않을 수 있으므로, 심장 검사를 받는 편이 바람직하다.

하지만 이런 상황도 혈압계의 사용 요령이 틀려서 생기는 수가 많다. 역시, 병원에 가기 전에 설명서를 한번 제대로 읽은 후에 혈압을 다시 재 보자.

체격이 다르면 혈압의 적정치도 당연히 달라진다!

　고혈압을 지나치게 겁낼 필요가 없는 이유로는 여러 가지가 있다. 그중 하나로 **"혈압의 개성"**을 들 수 있다. 체격이 크거나 작고, 뚱뚱하거나 빼빼한 것과 같이 사람은 저마다 특성이 있기에 당연히 혈압도 서로 다르다.

　위가 140쯤 되는데 몸 상태가 딱 좋다는 사람이 있는가 하면, 반대로 위가 90 정도 이상은 오르지 않는다는 사람도 있다. 요컨대, 혈압에도 개성이 있다. 이런 상태에서 "네, 140 이상은 고혈압이에요."라고 딱 잘라 말할 수 있을까?

　이전에 나의 저서 《약을 먹지 않고 혈압을 낮추는 방법》을 읽은 독자가 다음과 같이 감상문을 적어 보냈다. "약을 먹으면 일단 혈압이 내리지만, 바로 다시 오른다. 혹시 약 복용 전의 혈압이 나에게 맞는 정상치라서 몸이 원위치로 되돌아가려고 하는 게 아닐까?"라고 말이다. 이 글을 읽었을 때 나는 무심결에 "바로 이거야!"라고 소리쳤다. 그랬다. 약이 효과를 나타내지 않았던 것이 아니라, **도리어 그 독자의 몸이, 원래 상태로 돌아가는 기능이 왕성한 건강체였던 것이다.**

시드니 올림픽 여자 마라톤의 금메달리스트로 유명한 다카하시 나오코(高橋尚子) 씨는 '심장 박동 수'가 30회였다고 한다. 보통 사람이 대개 60~75회이므로 심장의 펌프력이 상당히 세다는 말이다. 당연히 혈압도 꽤 낮았을 터이다.

이것이 다카하시 씨가 지닌 혈압의 개성이다. 본디 심장이 강하고, 혈관이 부드러운 나머지 혈액이 잘 흐를 수 있었기 때문에, 42.195km나 되는 장거리를 빠른 속도로 달릴 수 있었다. 그렇지만 우리도 혈압 강하 체조를 실행하여 NO 분비를 늘리면, 다카하시 씨와 마찬가지로 혈관을 나긋나긋하게 만들 수 있다.

'혈압 서지'에
헷갈리지 말자!

    사람에 따라 혈압 수치가 다르다는 것뿐만이 아니다. 개개인의 혈압도 늘 변동한다.

    운동을 격하게 하면 산소가 많이 필요해진 근육이나 뇌에, 심장이 펌프력을 세게 하여 신선한 혈액을 내보낸다. 긴장하거나 불안한 상태 등 정신적 스트레스를 받았을 때도 뇌는 위험한 상황이라고 판단하여 심장에 산소를 많이 보내도록 지시한다.

    이렇게 혈압을 올리거나 내리거나 하여 우리 몸은 늘 좋은 상태를 유지하려고 잘 조정한다.

    혈압이란 조그만 일에도 크게 변화한다. 몸의 긴장이 풀려 있을 때 측정하면 위가 120이더라도, 예를 들어 층계를 20~30계단 오르면 단숨에 140 정도까지 높아진다. 푸른 등이 깜빡거리기 시작하자마자 종종걸음으로 횡단보도를 건넜을 때도 간단히 30 정도는 올랐을 것이다. 이 정도로, 뇌로부터 '온몸에 더 많은 혈액을 내보내라!'라는 신호는 삽시간에 나온다. 그렇지 않으면 세포가 산소·영양 부족으로 죽고 만다.

병원에서 잴 때도 똑같다. 아무래도 집에 있을 때와 달리 긴장되기 쉬우므로, 그것만으로도 혈압이 높아진다. 또한, 의사나 간호사의 흰옷을 보자마자 혈압이 상승한다는 사람도 있다.

이러한 사정들이 있는데도 어쩌다가 혈압이 높아졌을 때 측정해서 "고혈압이네요."라고 진단하는 것은 정말로 참기 어려운 일이다.

최근에 '혈압 서지(surge·급상승)'라는 말이 화제가 된 적이 있는데, 이는 "평소 정상이던 혈압이 일시적으로 급상승하여 위험해진다."라는 뜻이다. 그러나 **거듭 말해 두지만, 혈압은 늘 일정하지 않다.** 아침에는 활동하기에 알맞게 높아지는 것이 보통이고, 저녁에는 휴식에 알맞게 낮아진다. 우리 몸은 그때그때의 상황에 맞춰서 혈압을 조정한다. **극히 예사로운 자연 현상을 '혈압 서지'라고 부르면서 공포심을 부채질하는 것이니, 부디 필요 이상으로** 헷갈리지 않도록 주의하자.

나이가 많아질수록 혈압이
높아지는 것은 자연 현상이다

우리는 나이가 많아질수록 근육량이 줄고 혈관도 딱딱해져 가기에, 젊을 때보다 혈압이 조금씩 올라가는 것이 자연스럽다. 그리고 이런 현상은 혈압 강하 체조(18쪽)로 NO 분비량을 증가시키면 많이 개선되기 때문에, 그다지 걱정할 필요가 없다.

하지만 많은 사람이 매일 혈압을 정확히 재지는 않는다. 어느 날 오랜만에 혈압을 측정해 보고 이전보다 확 올라가 있다는 것을 알게 된다. 그래서 황급히 병원에 간 나머지 "혈압약을 복용하세요."라고 진단받고 만다. 그러나 나이가 들면서 천천히 높아진 고혈압은 전혀 겁낼 필요가 없다. **두려운 것은 '천천히'가 아닌 급히 상승한 고혈압이다.**

왜냐하면, 뇌 또는 심장 등 어딘가에 큰 병이 숨어 있다는 신호로서 혈압이 급격히 상승했을 가능성이 크기 때문이다.

의사들은 보통 "혈압이 높으면 중대한 병을 일으켜요."라는 말을 잘하는데, 이는 그렇지 않다. **혈압이 높아서 병이 생기는 것이 아니라 병이 생겨서 혈압이 높아진 것이다.** 천천히 혈압이 높아진 원인도 결국은 나이와 함께 혈관이 딱딱해지거나 가늘어지거나 하여 혈류가 나빠진 데에 있다. 그러므로 이런 만성 고혈압은 "운동을 통하여 혈관을 부드럽게 만들어라."라는 신호다.

원래 의사들이 고혈압 환자에게 제일 먼저 해야 할 일은, 의료 지식·경험을 총동원하여 중대한 질병이 숨어 있는 고혈압인지 아닌지 여부와 그 원인을 찾는 것이다. 이것이 그들의 고유 업무일 터이다. 그런데도 실제로는 수치만 보고 "고혈압이네요. 약을 드세요."라고 진단하고 끝낸다.

이따위 형편이라면 이미 의료라고 할 수 없다.

그러면 혈압 수치가 높게 나왔을 때 그것이 위험한 고혈압인지 아닌지를 이제부터 살펴보자.

정말로 무서운 고혈압과
그렇지 않은 고혈압의 구별법

늙어 가면서 서서히 높아진 만성 고혈압은 앞서도 설명했듯이 그다지 겁내지 않아도 된다. 그런데 고혈압 가운데는 몸의 어딘가에 숨어 있는 질병을 알리는 '위험신호' 구실을 하는 것도 있다. 그런 것이 있을 때 원인을 탐색하지 않은 채 약으로 혈압을 낮춰 버리면, 중요한 신호를 놓치게 되므로 병이 악화되어 회복이 어려워진다.

그래서 이 대목에 의사와 상담하는 편이 좋은 고혈압에 관한 내용을 자세히 기재해 둔다. 다음 상태에 해당하는 이들은 몸이 "위험해요!"라는 신호를 보냈다는 증거가 나타난 사람이기 때문에 즉시 병원에 가서 진찰받기를 바란다.

◆ 급격히 혈압이 상승했다

여태 130 정도였는데 갑작스럽게 160이나 170까지 상승한 경우는 뇌나 심장 또는 혈관의 어딘가에 혈전(血栓

· 작은 핏덩이)이나 피떡이 생겨서 혈류를 방해하고 있을 가능성이 있다. 이럴 때는 심장 혹은 뇌를 검사할 필요가 있기에 병원에 가는 편이 좋다.

◆ 혀가 잘 돌지 않아 말하는 것이 분명하지 않다

'뇌경색'은 뇌혈관 내에 혈전이 생김으로써 발병한다. 혈전이 있으면 혈류가 막히므로 혈압도 상승하는 경향이 있다. 고혈압 증세도 포함하여 다음과 같은 뇌경색 초기 증상이 없는지 점검하자.

☐ 혀가 잘 돌지 않는다, 또는 입의 움직임이 어색하다

☐ 말이 나오지 않는다

☐ 입을 잘 닫지 못한다

☐ 얼굴의 반쪽이 마비됐거나 한쪽으로 비뚤어져 있다

☐ 한쪽 손발에 힘이 들어가지 않거나 저리는 증세가 있다

☐ 한쪽 눈에 얇은 막이 덮고 있는 듯이 잘 보이지 않는다

☐ 시야가 좁아진다

☐ 사물이 두 겹, 세 겹으로 보인다

☐ 생각한 대로 글을 쓸 수가 없다

위에 열거된 상태들은 '일과성뇌허혈발작(一過性脳虚血発作)'이라는 뇌경색의 초기 증상이다. 이는 뇌 속의 혈류가 일시적으로 나빠져서 발생하는 증세다. 혈전이 녹으면 즉시 증후가 가라앉고 혈압도 정상으로 돌아가므로 "기분 탓인가?" 하면서 방치해 버리기 쉽다. 증세 대부분은 20~30분 정도의 짧은 동안만 나타나든지, 또는 24시간 이내에 완전히 사라져 버린다. 그러나 초기 증상이 나타난 사람의 50%는 48시간 이내에, 15~20%는 3개월 이내에 뇌경색을 일으킨다고 밝혀졌다.

뇌경색이 발병할 때는 고혈압 증세도 함께 나타날 비율이 높다. 그러므로 한 번 뇌경색에 걸렸던 사람은 재발 우려도 크기 때문에, 다른 병이 한꺼번에 생기는 위험을 피하기 위해서라도 평소에 혈압을 철저히 조절하는 것이 중요하다.

또한, 뇌경색뿐 아니라 뇌의 혈관이 터지는 '뇌출혈', 뇌의 표면을 덮고 있는 거미막에서 출혈하는 '거미막하(膜下)출혈'이 발병할 때도 혈압이 상승하므로 주의해야 한다.

◆ 저리다

고혈압 증상이 나타났을 때는 심장의 문제도 의심해볼 필요가 있다. 이때 생길 수 있는 병은 아래와 같다.

- 심장의 판막이 올바르게 기능하지 않는 '심장판막증'
- 부정맥으로 말미암아 심장에 핏덩이가 생기거나, 대동맥 속에 생긴 혈전이 떨어져서 흘러 다니거나 하여 말초 동맥을 막는 '색전증'

색전증에 걸리면 손발이 저리고, 아프고, 차가워지는 증세 등이 나타난다.

◆ 숨 막힘, 안면 홍조가 있다

고혈압 때문에 두근거림, 호흡 곤란, 흉통, 안면 홍조(顔面紅潮·가슴에서 얼굴까지의 피부가 붉게 변하는 것) 등과 같은 증후가 나타날 수 있다. 단, 이 가운데서 두근거림이나 숨 막힘이 생기면 '부정맥' 또는 '협심증', '심근경색'과 같은 심장 질환에 걸렸을 가능성도 있다. 이상하다고 느끼면 병원에 가서 진찰을 받아 보자.

◆ 몸이 부어오른다

고혈압과 부종이 한꺼번에 발병하면, **신장에 어떤 이상이 나타났을 가능성**이 있다.

혈액의 양을 조절하는 부위는 신장이다. 이는 수도꼭지와 같다. 수압(혈압)이 높아지면 오줌을 많이 배출하여 수압을 낮추도록 조절한다. 이 신장의 기능이 저하되면 여과 기능이 약화한다. 요컨대, 수도꼭지가 좁아져서 더 높은 수압(혈압)으로 배설해야 하기에 혈압이 상승하는 것이다.

눈꺼풀이 부어서 얼굴이 부석부석하다, 양말의 고무 자국이 잘 없어지지 않는다, 늘 신던 신발이 작아서 신을 수 없다고 하는 '부종' 증상이 갑자기 생길 때도 병원에 가서 진찰받는 것이 좋다. 신장 기능이 저하되는 병으로는 '만성 사구체신염(絲球體腎炎)' '신부전(腎不全)'을 들 수 있다. 다음과 같은 증후가 있는지 어떤지 점검해 보자.

□ 오줌의 색깔이 탁해진 느낌이 들고 거품이 생긴다(단백뇨)

□ 갈색과 같이 진한 색의 오줌이 나온다(혈뇨)

□ 소변을 보는 횟수가 많아진다

◆ 사람들이 "뭔가 이상해."라고 지적한다

큰 병을 앓았던 사람은 흔히들 "그러고 보니 쭉 피로가 해소되지 않아서 뭔가 이상하다는 생각이 들었어요."라고 한다. 이같이 우리는 수치로 표현할 수는 없어도 자기에게 생긴 변화를 정확히 알아차릴 수 있다. 이러한 신호를 틀림없이 감지할 수 있는지 어떤지가 운명의 갈림길이라고도 할 수 있다. 안이한 약 복용이 싫다는 생각이 들면, 신호를 느낀 뒤에 "나이 탓이야!" 하고 흘려버리지 말고 "그 원인을 밝혀내자!"라며 행동하는 사람이 되자.

왜 그런지 모르는 느낌이 드는데도 '바쁘니까 이 일을 끝내고 병원에 가지, 뭐.'라고 생각해 버리는 이들도 많다. 그리고 때를 놓치고 마는 사례도…….

이럴 때 또 하나의 신호가 되는 것은 주변 사람의 의

견이다. "무슨 일이라도 있어요? 얼굴빛이 안 좋아요.", "많이 피곤해 보여요."라는 등의 말을 자주 들으면, 진지하게 대처해야 할 때가 온 것이다. 뒤로 미루지 말고 바로 병원에 가서 진찰을 받자.

　이상으로 위험한 고혈압의 판별법을 정리했다.

　그러나 고혈압인 사람들 대부분은 뇌에도 심장에도 신장에도 이렇다 할 이상을 보이지 않는다. 이렇게 특별한 원인이 없는 고혈압을 '본태고혈압'이라고 부르는데, 일본에서는 놀랍게도 이 질환이 전체 고혈압 환자의 90%를 차지한다. 이런 상황으로부터도 얼마나 많은 사람이 의미 없이 약으로 혈압을 낮추는지를 알 수 있다.

부작용이 없는
약은 없다!

한번 혈압약을 먹으면, 죽을 때까지 먹어야 한다고 생각하는 사람이 많지 않을까? 여러분은 약 복용이 싫어서 어떻게든 자력으로 혈압을 낮출 수는 없을까 하고 방법을 찾고 있지는 않은가. 실제, 한번 약을 처방한 의사는 "끊으면 또 높아져요."라면서 계속 처방전을 준다. 그리고 이렇게도 말한다. "혈압 강하제는 부작용이 없어서 쭉 먹어도 괜찮아요." 그렇지만 약사로서는 이렇게 대꾸하고 싶다. "천만에요, 부작용 없는 약이란 이 세상에 없어요!"

제3장에서도 설명했듯이, 혈압약을 계속 먹는 사람은 혈류가 나빠진 나머지 온몸에 영양이 골고루 운반되지 못한다. 따라서 평소에 다리가 휘청거리거나 온몸이 나른한 느낌에 시달리는 것 같다. 그리고 움직일 기력도 없어져서 종일 집에만 있을 때가 많아진다고 한다. 또한, 근래에는 **혈압 강하제 영향 때문에 발병하는 치매도 문**

제가 되고 있다는 이야기도 들린다.

그 밖에도 연쇄적 증상으로서 위장의 불편이나 불면, 변비 등으로 괴로워하는 사람도 많이 있다. 혈압 강하제를 복용하기 전에는 이렇다 할 거북함을 느끼지 않았는데, 지나치게 엄격한 기준치 탓에 고혈압이라고 진단되어 필요도 없는 약을 먹고 몸이 편치 않은 처지에 놓여 버렸다. 참으로 어처구니없는 이야기다!

여러분! 시험 삼아서 약을 끊어 보고, 그 때문에 혈압이 높아졌더라도, 최고혈압이 '나이+90' 이내라면 부디 그대로 약을 끊어 버리길 바란다.

혈압을 낮추는 데는 저염식이 가장 효과적일까?

일상생활에서 고혈압에 걸리지 않으려고 일반적으로 많이 실천하고 있는 것으로는 저염식을 들 수 있다.

그러나 **"염분을 지나치게 섭취하면 혈압이 상승한다."** 라는 것은 착오이며, '말하기 좋아하는 사람들'의 이론이다.

실제로는 혈압이 높아질 정도의 염분량을 섭취할 수가 없다. 생각해 보자. 우리는 바닷물을 마시고 싶어도 마실 수가 없지 않은가?

너무 짜서 내뱉어 버린다.

이처럼 고농도의 염분을 몸속에 넣으려고 하면 "그 염분량은 몸에 나빠!"라며 '미각 탐지 기관'이 작용하여 뇌로부터 '멈춰라!'라는 지령이 나온다. 예를 들어, 포테이토칩 등을 1봉지 먹으면 잠시 후 갈증이 심하게 난다. 분명히 우리는 너무 많이 섭취한 염분의 농도가 낮아질 때까지 수분을 섭취할 것이다.

맛이 너무 진하다거나 지나치게 달다거나 할 때도 마

찬가지다. '몸에 나쁘다!'라고 뇌가 명령을 내려서 먹는 행위를 중지시키거나, 먹은 것의 농도를 엷게 하고자 수분을 많이 섭취하게 한다.

참으로 신기하게도 우리 몸은 '고혈압에 걸릴 정도로 많은 염분은 섭취하지 못하는 구조'로 이루어져 있다. 날마다 혈압을 조절한답시고 염분 섭취를 줄이는 일은, 미안하지만 식사의 맛만 없앨 뿐이며 아무런 뜻이 없다.

콜레스테롤은 진짜로
우리 몸에 해로운가?

고혈압의 원인이라고 그럴듯하게 거론되고 있는 또 하나의 물질은 콜레스테롤이다. 그중에서도 몸에 나쁘다는 취급을 받는 것이 '유해 콜레스테롤'로 불리는 LDL(low density lipoprotein · 저밀도 지방 단백질)이다. 이것이 혈관 내벽에 쌓여서 플라크(plaque · 내벽에 생긴 작은 혹)를 만들어서 동맥경화를 촉진한다고 알려졌다.

그래서 최근에는 건강을 위해서 콜레스테롤을 줄이자는 목소리가 높아졌다. 그런데 이렇게 나쁜 물질이, 실제로는 우리의 간에서 만들어진다는 사실을 알고 있는가?

일부러 우리 몸이 만든다는 것은, 건강에 나쁘기는커녕 중요한 물질이라는 뜻이다.

그렇다면 여기서 콜레스테롤의 작용 몇 가지를 나열해 보자.

① 온몸의 세포 하나하나의 세포막을 이루는 원료다. 그러므로 콜레스테롤이 없으면 세포분열을 할 수 없어서 새 세포를 만들 수가 없다.

② 성호르몬과 부신피질 호르몬 등 몸속의 모든 호르몬의 재료로도 쓰인다.

③ 뼈의 성장에 필수적인 비타민D의 원료로도 쓰인다.

결국, 우리는 콜레스테롤이 없다면 살 수 없다.

이러한 콜레스테롤은 70~80%가 간에서 만들어지며, 나머지는 콜레스테롤이 함유된 음식을 먹음으로써 보충된다.

만약 우리가 콜레스테롤이 많은 식사를 하게 된다면, 간이 콜레스테롤 만들기를 멈춰서 항상 그 분량이 같아지게끔 조절해 준다. 그러므로 알맞은 운동을 통하여 콜레스테롤이 소비되는 한, **음식 섭취가 콜레스테롤 수치에 반영될 일은 없다.**

소금이나 설탕의 섭취량도 그러하지만, 건강에 해를 끼칠 정도로 많이 몸속에 넣고자 하면 맛이 없어서 먹을 수 없기도 하고, 목이 말라서 물을 마시고 농도를 낮추기도 한다. 이같이 우리 몸은 균형을 정확히 잡아 주는 감지 기능을 발휘하여, 무엇이든지 지나치게 섭취하지 못하도록 적절히 조정한다. 콜레스테롤도 똑같다. 식사를 통해 너무 많이 섭취했을 때는 간이 분비량을 줄여서 조정해 준다.

그러나 동맥경화 환자의 혈관을 조사해 보면, 혈관 내벽에 콜레스테롤이 끈적끈적하게 달라붙어 있다는 사실을 알 수 있다.

하지만 그것은 오직 결과만 본 것이며, 원인이 따로 있을 수 있다. 혹시 혈관 내의 어느 위치에 동맥경화로 진행될 손상이 생기는 바람에, 콜레스테롤이 이를 수복(修復)하고자 모인 것은 아닐까? 이러한 견해도 의료계에 나와 있으므로, 반드시 콜레스테롤이 고혈압이나 동맥경화와 관계있다고 잘라 말할 수 없는 부분도 있다.

콜레스테롤약의 복용을 너무
쉽게 받아들이는 것은 위험하다!

나는 '인간 독(human dock)'을 받을 때 어떤 실험을 해본 적이 있다.

혈액검사에서는 콜레스테롤 수치도 조사한다. 콜레스테롤이 진짜로 세포를 수복한다면, 격한 근력 운동으로 근육을 파괴했을 때는, 콜레스테롤이 증가하여 부서진 근육세포를 재생하려고 할 터이다. 그러면 혈액 속의 콜레스테롤 수치도 상당히 높아지지 않겠는가?

그렇게 생각한 나머지 나는, '인간 독'을 받기 전날에 굳이 격렬하게 근력 운동을 실행하고 혈액검사를 받았다. 그 결과, 예상했던 대로 콜레스테롤 수치는 이상스러울 만큼 상승해 있었다. 나는 다시 한 번 "우리 몸은 정말로 신기하구나!" 하며 감동했다. 세포를 재생하는 기능이 정확히 작용한다는 점을 확인할 수 있었던 기회였다.

지난번 혈액검사에서는 콜레스테롤 수치가 정상치였

기에, 이번에 크게 상승한 이유는 분명히 근력 운동을 했기 때문이라고 판단한다. 그렇지만 검사 결과를 본 의사에게서 "콜레스테롤 수치가 높군요. 술도 담배도 안 한다고요? 그럼 운동 부족이네요."라는 말을 들었다.

이러한 근거들을 고려하면, 콜레스테롤 수치가 높다고 해서 그것을 낮추는 약을 너무 쉽게 먹는 것은 매우 위험하다는 점을 알 수 있다. 왜냐하면, '콜레스테롤 강하제(降下劑)'는 간에서 이루어지는 콜레스테롤의 생성을 억제하기 때문이다.

이 약은 온몸에서 일어나는 세포의 재생을 억제하기도 하며 소중한 호르몬의 생성조차 위태롭게 만든다. 게다가, 뼈를 튼튼하게 만드는 일도 방해하므로 몸에 좋지 않은 점이 많다. 실제로, 아기가 먹는 엄마의 모유를 자세히 살펴보면 25%가 콜레스테롤이다. 이 정도로 우리가 살아가는 데 필요한 성분이다.

콜레스테롤이 몸에 나쁘다는 설에 관해서는 2005년도부터 회의적인 의견이 들리기 시작했다. 이를 받아들여서인지는 몰라도, 후생노동성도 2015년도에 제정한 '일

본인의 식사 섭취 기준'에서 '콜레스테롤의 상한치'를 삭제해

버렸다. 혈압을 조절하고자 콜레스테롤 섭취를 줄이는

일은 자신의 건강을 위해 지금 즉시 중단해 버리자.

야윈 사람은 고혈압에
잘 걸리지 않을까?

　이 외에도 고혈압 지식 가운데는 틀린 것이 많다. 이를테면, 고혈압과 체형의 관계도 그렇다. 여러분은 '고혈압이란 뚱뚱한 사람만 걸리고, 빼빼한 사람은 잘 걸리지 않는 병이다.'라고 생각하지 않는가? 실제로는 야윈 여성인데도 고혈압에 시달리는 환자가 많다. 그 이유는 근육량이 적어서다.

　혈액을 우리 몸 구석구석에 보내는 펌프 구실을 하는 것이 심장뿐이라고 생각하는 사람이 많은데, 손발의 끝까지 혈액을 도달시키는 데는 근육이라는 보조 펌프의 힘이 중요하다. 수척하여 근육량이 적은 이들은 당연히 근육이라는 보조 펌프의 힘이 약하기에 심장에 걸리는 부담이 커진다. 심장이 온 힘을 다하여 혈액을 밀어내므로 혈압이 높아진다. 결국 살찐 사람도 마른 사람도 혈압이 올라가는 원인은 같다. 그것은 바로 근육량이 적기 때문이다. 겉보기와는 관계없다.

갱년기의 고혈압은 그다지
걱정하지 않아도 좋다

여성은 갱년기를 맞이하면 혈압이 높아진다.

이는 호르몬 작용 때문에 생긴다. 여성호르몬에는 생리를 일으키는 호르몬인 에스트로겐(난포호르몬)과 임신에 관여하는 호르몬인 프로게스테론(황체호르몬)의 2종류가 있다. 월경주기는 25~38일이며, 이 기간에 각각의 호르몬 분비가 되풀이된다.

여성의 몸은 체온과 호르몬의 관계가 밀접한 까닭에, 에스트로겐의 분비가 증가하면 저온기(低溫期)에, 프로게스테론의 분비가 늘면 고온기에 들어간다. 이렇게 하다가 임신하면 쭉 프로게스테론의 분비가 증가한 상태가 되므로 보통 때는 낮아지던 체온이 높게 유지된다. 이 때문에 '임신했다.'라는 사실을 알게 된다.

그리고 에스트로겐은 혈관을 부드럽게 만들어 그 내부를 넓혀 주는 작용도 한다.

여성 대부분은 50세 전후에 월경이 멈추는 '폐경'을

맞는다. 이 폐경을 사이에 둔 전후 5년의 10년간을 '갱년기'라고 부른다.

말하자면, 이 기간은 오랫동안 분비된 에스트로겐이 감소하는 변화에 몸이 익숙해지는 시간이다. 몸의 변화에 길들기까지는 아무래도 자율신경이 불안정해지기 쉬우므로 여러 가지로 불편한 증후가 나타난다.

그 전형적인 것으로는 이른바 '안면 홍조(hot flush)' 증상이 있다.

이 증세는 호르몬 양을 조절하는 기능이 발휘되지 않는 데서 오는, 자율신경의 불균형 때문에 생긴다. '가슴에서 얼굴까지의 피부가 붉게 변한다.'라는 현상은 일시적으로 혈류가 급하고 거세졌다는 것을 말해 주므로, 당연히 심장도 매우 열심히 움직인다. 갱년기에 혈압이 상승하는 까닭은 여기에 있다. 그렇지만 호르몬 분비가 저하된 상태에 몸이 익숙해지면, 안면 홍조가 사라지고 혈압도 원래대로 낮아질 터이다.

또한, 갱년기장애에 효과를 잘 나타내는 경혈(經穴)도 알아보자. 구체적인 실행 방법은 제5장에서 해설하므로 아래와 함께 참고하기 바란다.

- 자율신경을 안정시킨다 → 합곡(148쪽)
- 스트레스, 초조 → 노궁(150쪽)
- 위장 등 소화기관의 불편 → 내관(146쪽)

폐경 후에는 혈압이 높지 않아도
혈압 강하 체조를 실행하자

갱년기에 문제가 되는 것은 혈압이 아니라 '폐경'으로 말미암은 에스트로겐 분비의 감소 현상이다. 에스트로겐은 여성에게 아주 고마운 호르몬이다. 자궁내막을 증식시켜서 임신 준비를 해 주는 일 이외에, 살갗과 머리에 윤기가 흐르게 하고 뼈도 튼튼하게 만든다. 그뿐만 아니라, 이 책에서 몇 번이나 그 필요성을 강조해 온, 혈관 나이를 젊게 만드는 물질 NO의 분비도 늘려 준다.

폐경이 되면 이러한 에스트로겐의 분비가 급격히 줄어들기에, 당연히 피부와 머리카락의 윤기가 사라지는 등 여러 가지 손상을 입게 된다. 그리고 "폐경 후의 여성은 심근경색을 일으키기 쉬워진다."라는 내용의 논문도 발표된 바가 있다.

앞서 자율신경의 불안정 때문에 갱년기에 일시적으로 나타나는 고혈압은 걱정하지 않아도 된다고 설명한 바가 있다. 하지만 폐경 후에는 근육량도 줄기 때문에,

피의 흐름이 나빠져서 만성적으로도 혈압이 상승하기 쉽다. 물론 NO의 분비도 감소한다. 그러한즉 폐경 후에는 혈압 강하 체조의 실행에 도전함으로써 **줄어든 근육과 NO를 보충하자.**

원래 '생리'라는 것은 몸의 상태를 매월 일깨워 주는 신호이기도 하다. 어딘가 불편한 데가 있거나 피로가 쌓여 있다면, 몸이 "쉬고 싶어!"라며 생리를 멈추어서라도 그 상태를 알려 준다. 그러나 '폐경'을 맞으면 그런 신호가 사라져 버린다.

몸에 중대한 불편이 생겨나더라도 알아차리기가 어려우므로, '생리'라는 신호 대신에 날마다 혈압 강하 체조를 실행하면서 혈압을 측정하자.

제5장

혈압을 낮추는 생활 습관

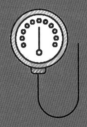

가토식 혈압 강하 체조로 NO의 분비를 증가시키는 동시에 몸에 좋게끔 생활 습관을 바꾸면, 고혈압의 개선 효과를 더한층 높일 수 있다. 그런 뜻에서 여기에 혈압을 낮출 수 있는 다양한 생활 습관을 소개한다.

NO의 재료가 되는 단백질을
적극적으로 섭취하자

　이제까지 고혈압의 개선에는 NO 분비를 증가시켜서 혈관을 말랑말랑하게 만드는 것이 필수적이라고 해설해 왔다. NO는 제1장에서 소개한 가토식 혈압 강하 체조의 실행으로 분비량을 최대한 증가시킬 수 있는데, 이 체조의 효과를 더욱더 높이려면 식사를 통해 NO의 재료를 충분히 섭취할 필요가 있다.

　그러면 NO의 재료란 어떤 것일까? NO란 일산화질소를 말하는데, 질소는 단백질의 구성 요소이므로 NO의 분비를 늘리려면 단백질의 섭취가 필수적이다.

<NO를 만드는 단백질>

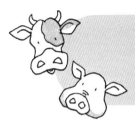

육류의 붉은 살코기

소(등심), 돼지, 어린 양, 말

어류

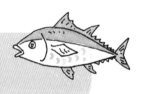

참치, 가다랑어, 연어

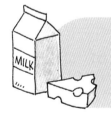

유제품

우유, 요구르트, 치즈

달걀

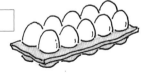

혈액을 우리 몸의 끄트머리까지 운반하는 보조 펌프의 구실도 하는 근육은 단백질이 있어야 재생된다. 모처럼 혈압 강하 체조를 실행하여 근육의 질을 높이려고 하더라도, 재료인 단백질이 없으면 효과도 절반으로 줄어든다. 건강을 위해서라며 육류를 멀리하고 채소를 많이 먹는 식사 습관은 고혈압의 원인이 되고 만다.

푸린체는 유해물이 아니라
우리 몸에 유익한 성분이다!

NO와 마찬가지로 푸린체(purine bodies, ~體)에도 N(질소)가 포함돼 있다. 맥주 등의 알코올음료를 선전하는 TV 광고에는 "푸린체 제로예요!"라는 식으로 강조하는 것도 허다히 보인다. "조금이라도 푸린체가 들어 있다면 통풍에 걸린다."라는 나쁜 이미지가 있는데, 정말로 그럴까?

푸린체에 대해 조금 더 상세히 살펴보자.

우리 몸에는 60조 개의 세포가 있으며, 그 세포 속에는 DNA라는 유전정보가 그려진 설계도가 들어 있다. 그런 DNA는 아데닌, 구아닌, 시토신, 티민이라는 4개의 물질로 이루어져 있는데 그 배열이 서로 다르기에 이 세상에는 똑같이 생긴 사람이 없다.

그 속의 아데닌과 구아닌이 '푸린체'다. 이는 DNA를 지닌 각 생물의 절반은 푸린체로 이루어졌다는 뜻이다.

푸린체는 우리 몸에 해롭기는커녕 대단히 소중한 물질이다.

거꾸로 보면, **푸린체를 만들 재료가 몸에 들어오지 않으면, 세포분열이 불가능하여 노화가 무척 빨라진다**고 할 수 있다.

참고로 말해, 맥주 100mL에 함유된 푸린체는 8mg 이하이고, 100g의 콩나물에는 45mg, 미역에는 262mg의 푸린체가 포함돼 있다.

어떠한가? 요컨대, 맥주의 5배가 콩나물에, 30배가 미역에 함유돼 있다. 과연 콩나물이나 미역을 먹었다고 통풍에 걸릴까? 이런 수치만 보더라도 푸린체가 많이 들어 있는 식품을 먹어도 통풍에 걸리지 않는다는 점을 알 수 있다.

혈압 이야기가 옆길로 샜지만, 여기까지 왔으니 통풍의 예방법도 알아보자. 통풍은 신장이 건강하면 발병하지 않는다. 혈액검사에서 요산치가 높게 나온 사람은 통풍 예방을 위하여 매일 물을 많이 마시자. 그러면 대부분은 요산치가 낮아질 것이다.

혈압 상승 호르몬의 작용을
억제하는 식초를 먹자

혈압을 낮추는 식품으로는 식초가 매우 좋다. 식초의 주성분인 초산은 혈압을 상승시키는 호르몬의 작용을 억제한다.

단, 식초로 혈압을 낮추려면 날마다 식초를 먹을 필요가 있다. 도중에 중지해 버리면 다시 혈압이 높아진다. 초무침 요리를 하나 만들거나 식후에 식초 음료를 마시거나 하는 방법을 쓰면 간단하므로 매일의 식사 때에 식초를 먹어 보자. 이와 관련하여 나는 곡물로 만든 식초를 컵에 큰 숟가락으로 한술 떠 넣고, 오렌지 주스를 부은 뒤에 후춧가루를 조금 넣어서 칵테일식으로 마신다. 아주 맛있고 값이 싸게 먹히므로 추천하고 싶은 방법이다.

초무침이나 식초 음료를 일부러 만드는 것이 귀찮은 사람은 과일이나 우메보시(梅干し·매실 장아찌)를 먹자.

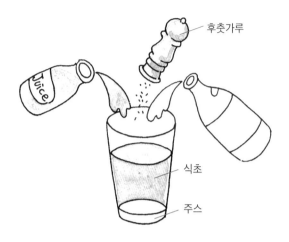

후춧가루

식초

주스

과일이나 우메보시에 포함된 시큼한 성분은 구연산인데 이것도 우리 몸속에서 최종적으로 초산으로 변한다. 그리고 여러 음식에 레몬을 짜서 뿌리면 비타민C도 섭취되므로 피부도 고와진다.

몸이 지치지 않아서
잠이 오지 않는다

수면 부족이 계속되면 확실히 혈압이 높아진다. 그래서 고혈압 개선에는 충분한 수면이 필요하다. 먼저 가토식 혈압 강하 체조를 제대로 실행하여 몸을 적당히 지치게 하자. 자기 전에 운동하여 너무 피곤해지면 교감신경이 우위를 점하게 되어 도리어 잠들지 못한다. 하지만 혈압 강하 체조라면 시간도 적게 걸리고 적절히 피로해지므로 반드시 수면의 질을 높일 것이다.

대관절 수면이 왜 중요한가 하면, 자는 동안에 세포의 수복(修復)이 이루어지기 때문이다. 보통, 나이가 많아지면 점점 밤잠을 설치게 되어 "매일 아침 5시에 눈을 떠요!"라는 식으로 변하는 것은 세포의 수복 시간이 짧게 끝났다는 증거다. 이야말로 노화 현상이다. 젊으면 젊을수록 수면 시간은 길어지게 마련이다. 오래된 세포가 새로운 세포로 다시 태어나는 작업 시간이 길어지기에 수면 시간이 많이 필요한 것이다.

그렇지만 오늘날의 의료계는 "잠이 안 와요!"라고 호소하면, 원인도 찾지 않고 안이하게 수면제나 수면 유도제를 처방해 버린다. 잠들지 못한다는 의미는 근본적으로 몸에 그다지 수복이 필요하지 않다는 뜻인데도, 약을 써서 억지로 자게 만들어 버리다니 매우 비정상적인 이야기다.

중년을 넘기면 "연세가 지긋하시니, 이제 무리하지 마세요!"라는 말을 듣겠지만, 어느 정도는 무리하여 수복이 필요한 상태가 되도록 몸을 움직이기 바란다.

잠이 들지 않더라도
누운 상태만으로 혈압이 내린다

세포의 수복이 이루어지는 데는 수면이 필요하지만, 혈압 강하만 기대한다면 잠들지 않고 누워 있는 자세만으로도 충분히 효과를 얻는다.

심장은 혈액을 온몸에 순환시키기 위하여, 몸이 서 있을 때는 중력을 거슬러서 혈액을 내보내야 한다. 이 때문에 강한 펌프력이 필요하지만, 누운 자세로는 심장과 온몸의 혈관의 높이가 같아져서 펌프력이 그다지 세지 않더라도 혈액이 우리 몸을 쉽게 한 바퀴 빙 돌 수 있다. 수면에는 뇌를 쉬게 하는 효과 이외에 심장의 부담을 줄인다는 의미도 있다. 몸이 불편하거나 피곤할 때 "무조건 드러누워라."라고 말하는 것은 이런 이유가 있어서다. 강제 입원이란 것도 주목적은 강압적으로 침대에 눕혀서 몸을 수복시키는 데에 있다.

좀처럼 잠들지 못하면 '내일도 바쁜데……' 하는 등으로 신경이 쓰여서 더욱 잠이 오지 않기도 한다. 하지만 누워 있는 것만으로도 혈압은 떨어지고, 몸은 그런대로 휴식하게 된다.

"특별히 숙면하지 못하더라도 괜찮다!" 잠이 오지 않을 때는 이 말을 기억하자. 그러면 마음이 편해져서 도리어 잠이 들 수도 있다.

그리고 수분은 심장의 작용에 도움이 되므로 자기 전에 물을 한 잔 마셔 두는 것이 몸에 좋다. 수면 도중에 화장실에 다녀온 뒤에도 또 물을 한 잔 마시자.

목욕은 고혈압에도 좋고
바이러스도 퇴치해 준다!

목욕은 혈압에 이롭게 작용한다. 목욕물에 몸을 담그면 혈류가 좋아지며, 혈압 강하 체조만큼은 아니지만, 물이 몸에 압력을 가하므로 NO의 분비도 증가한다.

단, 목욕물 온도에 따라서는 고혈압에 이롭기도 하고 해롭기도 하므로 주의해야 한다. **물의 온도가 섭씨 40도보다 높거나 낮으면 자율신경이 크게 변화한다.** 40도 이상의 뜨거운 물에서는 교감신경이 활발히 작용하기에 흥분한 상태에 놓이며, 심장 박동 수와 혈압이 상승한다. 한편, 40도 이하의 조금 따뜻한 물에서는 부교감신경이 작용함으로써 마음이 느긋해지는 상태로 변하며, 혈압도 떨어진다.

나 자신은 목욕물 온도를 이용하여 자율신경을 조절

한다. "이제부터 열심히 일하자!"라는 때는 아침에 뜨거운 물로 목욕하며, 글을 쓸 때 등등으로 "밤중에 졸음을 쫓아내고 다시 일하자."라고 할 때도 뜨거운 물로 샤워한다.

반면에, 지금부터 편안히 휴식하거나 자고 싶을 때는 40도 이하의 목욕물에 천천히 몸을 담근다.

혈압과는 조금 다른 이야기지만, 목욕이 우리에게 좋은 면은 또 있다. 그것은 바로 **인플루엔자**(유행성 감기) **바이러스가 격퇴**되어 버린다는 점이다!

왜냐하면, 인플루엔자 바이러스는 목욕탕에서 감염력을 잃어버리기 때문이다. 인플루엔자 바이러스는 습기에 대단히 약해서 습도 70% 이상에서는 1시간도 살 수 없다. 그렇다고 해서 방 안의 습도를 70% 이상으로 올리면 곰팡이가 피어 버린다. 그래서 감기 예방에는 입욕이 좋다.

참고로 말하자면, 인플루엔자에 걸렸을 때 항생물질을 처방하는 병원이 아직도 있는데, 이 물질은 세균이나 미생물 등의 발육·번식을 억제하는 약이다. 바이러스에는 효과가 없다!

잠시 휴식

'인플루엔자 마스크'를 쓰는 진정한 의미는 무엇일까?

우리는 왜 인플루엔자에 걸리는 것일까? 그 진짜 이유를 알아보자. 공기가 건조해지는 계절에 인플루엔자가 맹위를 떨치는 까닭은, 목구멍 점막의 방어 기능이 건조로 말미암아 약해져서, 그 부위에 인플루엔자 바이러스가 쉽게 달라붙기 때문이다.

인플루엔자 바이러스는 어디를 막론하고 존재하는데, 같은 직장이나 학교에서도 걸리는 사람과 걸리지 않는 사람이 있는 원인은, 바이러스의 증가에 있는 것이 아니라 개개인의 건조해진 목구멍에 있다. 그러므로 계절과 관계없이 감기에 잘 걸리는 사람은 마스크를 활용하자. 마스크로 목구멍이 건조해지는 현상을 막는 것이다. 꼭 시험해보자!

향기로 자율신경에
접근한다

정신적 요인으로 혈압이 올라가는 이들에게는 향기 요법(aromatherapy · 아로마테라피)으로 마음의 긴장을 푸는 것도 권하고 싶다.

아로마테라피라고 하면 치유나 미용이라는 이미지를 떠올리기 쉽다.

그렇지만 '뇌에 직접 접근한다.'라는 점이 향기가 지닌 굉장한 특징이다.

나는 약학을 연구했지만 실제로 뇌에 바를 수 있는 약은 없다. 그러나 향기 성분이 마음의 영역에 효과가 있다는 것이 밝혀져서, 내가 주최하는 사교 모임에서는 20여 년 전부터 사용해 왔다. 아로마(향기)에는 몸의 불편을 치료하고, 면역력을 올리며, 바이러스를 죽이는 등의 실로 다양한 작용이 있다.

그러면 고혈압에 어떻게 아로마를 활용하는가 하면, 아로마를 이용하여 자율신경에 접근하거나 신경의 흥분을 억제하여 혈압을 낮춘다. 그런데 어려운 점은 향기의 취향이 사람마다 다르다는 것이다. 그래서 일률적으로 "이 종류가 좋아요!"라며 권할 수는 없다.

정신적 긴장을 풀어 준다는 아로마로서 인기가 있는 라벤더조차 그 향기를 싫어하는 사람이 냄새를 맡으면, 긴장이 풀리기는커녕 혈압까지 상승해 버린다.

예를 들어, 담배는 건강에 나쁘지만, 어릴 때부터 자기 아버지의 담배 냄새를 맡은 사람들은 "담배 냄새로 기분이 좋아진다." "마음이 안정된다."라고 한다. 정신이 의학을 이긴다는 뜻이다. 이런 면이 메디컬 아로마(medical aroma·의료 향기 요법)와 서양의학의 크게 다른 부분이다.

이 부분에서 마음의 긴장을 풀어 주는 효과가 있는 향기 몇 가지를 소개한다. 이것들을 실제로 맡아 보고 자신에게 좋다고 여겨지는 향기를 찾아보자.

〈긴장을 완화하는 효과가 있는 아로마 정유(精油)〉

라벤더(lavender · 연보라색 꽃이 피는 화초)유

사이프러스(cypress · 키 큰 상록수의 일종)유

일랑일랑(ylang-ylang · 열대 교목의 일종)유

만다린(mandarin · 감귤의 일종)유

페티그레인(petitgrain · 광귤나무의 일종)유

<아로마의 추천 사용법>

손수건이나 화장지에 아로마 정유를 3방울 떨어뜨려서 머리맡에 놓아두자.
항기가 너무 강하면 손수건이나 화장지를 조금 먼 곳에 두자.

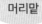

머리맡

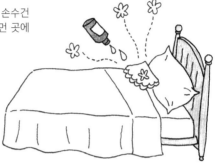

유리 항아리에 왕소금 30g을 넣고 거기에 아로마 정유 3방울을 떨어뜨리고 잘 저어서 개인용 욕조에 부어 넣는다.

목욕탕

왕소금

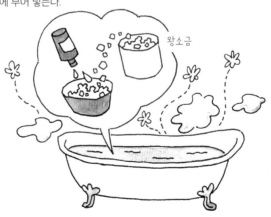

즉시 효과가 나타난다!
불안·초조 같은 심리적 이유에서 온
혈압 상승에는 경혈 지압이 최고다

혈압 강하 체조의 목적은 이를 습관적으로 실행함으로써 혈관 내벽으로부터 한층 많은 NO를 분비시키는 데에 있다. 그리하여 혈관의 나이를 젊게 만들어서 혈압이 잘 상승하지 않는 체질로 바꾸어 간다.

한편, 경혈 지압은 뇌에 직접 발동을 거는 방법이다. 즉시 효험이 나타나며, 장소도 가리지 않고 그 자리에서 혈압 강하 효과를 얻을 수 있다.

이 두 방법이 어떠할 때 효과적인가 하면
- 육체적인 원인이 있는 고혈압에는 혈압 강하 체조
- 정신적인 원인이 있는 고혈압에는 경혈 지압
이라고 기억해 두자.

혈압 강하 체조와 달리 **경혈 지압은 뇌 속의 '본능'을 직접 자극함으로써, 자율신경을 조정하여 혈압을 적정한 상태로 되돌린다**는 효과가 인정된 바 있다.

서양의학 중 약학을 연구해 온 내가 동양의학의 경혈 지압을 눈여겨본 이유는 정신적인 불편이 생겼거나 자율신경이 불안정해졌을 때에 서양의학으로는 어찌할 도리가 없어서였다.

그런데 어느 날 경혈 지압이 말초신경을 통하여 뇌의 자율신경에 접근하는, 굉장한 기술이라는 사실을 깨닫게 됐다. 내가 주최하는 건강 세미나에서는 그날 이후 20년 이상 아로마(향기)와 함께 경혈 지압을 '마사지 요법'의 한 과정으로 도입했다.

다음 쪽부터는 정신 상태별로 구분한 경혈 지압법을 설명한다. 인간관계에 지쳤거나 자녀 교육에 불안을 느끼는 사람 등등 심리적으로 힘든 사람들은 꼭 실천해 보자.

두근두근하는 등 신경이 과민해졌을 때

내관(內關)

긴장이 높아졌을 때 부교감신경이 우위를 점하게
함으로써 혈압을 낮추는 경혈

위치는 여기

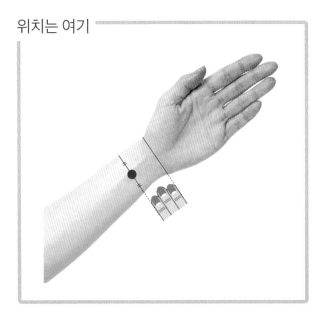

손목의 주름으로부터 손가락 세 개의 넓이만큼 떨어진 위치이
며, 팔의 안쪽 중심 부분에 있다.

누르는 방법

입으로 숨을 내쉬면서
5초간 누른다

코로 숨을 들이쉬면서
5초에 걸쳐서 힘을 뺀다

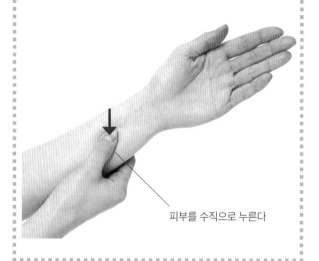

피부를 수직으로 누른다

엄지손가락의 안쪽을 경혈 위치에 대고 5초간 누른다. 피부를 수직으로 누르는데, 조금씩 압력을 세게 하는 것이 중요하다. 이어서 5초에 걸쳐서 천천히 힘을 뺀다. 이 동작을 좌우 5회씩 반복한다.

합곡(合谷)

통증이나 격한 분노를 억제하여
혈압을 낮춰 주는 경혈

위치는 여기

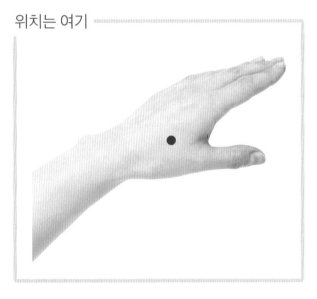

손등을 위로 향하게 하여 엄지손가락과 둘째손가락의 뼈가 붙은
두 갈래 부분을 확인한다. 거기서부터 둘째손가락의 뼈를 더듬
어서 조금 오목한 부분이 합곡이다.

누르는 방법

입으로 숨을 내쉬면서
5초간 누른다

코로 숨을 들이쉬면서
5초에 걸쳐서 힘을 뺀다

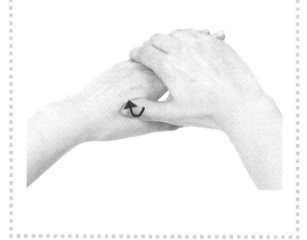

경혈에 엄지손가락을 대고, 둘째손가락 뼈의 밑에 찔러 넣듯이
압력을 가한 후 밀어 올린다. 5초간 천천히 압력을 높여 가는 것
이 중요하다. 그런 뒤에 5초에 걸쳐서 서서히 힘을 뺀다. 이 동작
을 좌우 5회씩 되풀이한다.

노궁(勞宮)

불안, 초조와 같은 상태가 이어질 때
정신 치료에 특효가 있는 경혈

위치는 여기

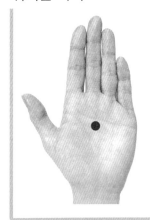

손바닥의 중앙보다
조금 위에 있다.

<찾는 방법>

엄지손가락 이외의 손가락으로 가볍게 주
먹을 쥐었을 때 셋째와 넷째 손가락이 손바
닥에 닿은 부분의 사이 근처를 더듬으면 찾
기 쉽다.

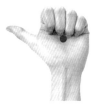

누르는 방법

입으로 숨을 내쉬면서
5초간 누른다

➡

코로 숨을 들이쉬면서
5초에 걸쳐서 힘을 뺀다

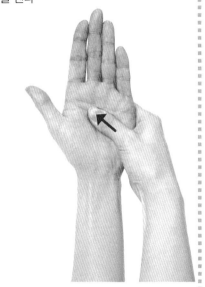

경혈에 엄지손가락을 대고 5초간 피부를 수직으로 누르면서, 둘째 손가락이 붙어 있는 쪽으로 밀어 올리듯이, 조금 아플 때까지 누른다. 이어서 5초에 걸쳐서 천천히 힘을 뺀다. 이 동작을 좌우 5회씩 거듭한다.

올바른 혈압 측정법

· 측정을 습관화한다

혈압 측정을 마땅히 해야 할 일로 정함으로써 긴장하지 않게 되어 자연스러운 수치가 나오기 쉬워진다.

· 아침에 2회, 저녁에 2회 측정한다

아침과 저녁에 측정하자. 1회만 측정하면 수치에 편차가 생길 수 있기에 2회 측정하여 평균을 내자.

· 주로 사용하는 손과 반대인 팔을 측정한다

혈압계를 조작하는 손과 반대쪽인 팔을 측정하는 것이 좋다.

· 손목에 차는 혈압계라면 측정 시에 심장과 높이가 같아지도록 조정하자

팔에 감는 혈압계라면 괜찮은데, 손목에 차는 혈압계는 측정할 때의 높이가 심장의 높이와 같지 않으면 정확한 수치가 나오기 어렵다.

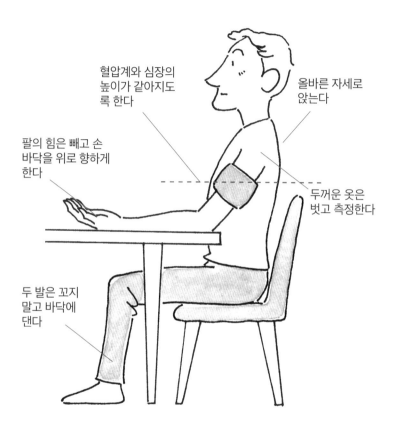

혈압계와 심장의
높이가 같아지도
록 한다

올바른 자세로
앉는다

팔의 힘은 빼고 손
바닥을 위로 향하게
한다

두꺼운 옷은
벗고 측정한다

두 발은 꼬지
말고 바닥에
댄다

맺음글

마지막까지 이 책을 읽은 데에 고맙다는 인사를 드리는 바이다.

이 책은 "혈압은 약 없이 스스로 낮출 수 있다."라는 뜻을 전하고자 하는 마음에서 집필했다. 하지만 결코 "약을 먹지 말라."는 말이 아니다. "혈압 강하 체조를 실행하여 혈압을 낮춤으로써, 서서히 약을 줄여 가다가 언젠가는 약을 끊어 버리자."라는 의미다.

이번에 소개한 가토식 혈압 강하 체조는 지속하는 일이 어렵지 않다. 부디 매일매일 실행하여 혈관 나이를 젊게 만들어서, 약에 의존하지 않는 인생을 보내길 바라는 바이다.

2018년 5월 길일

가토 마사토시

역자 후기

지금 시중에는 고혈압에 관한 책이 무수히 많다. 대부분은 식이요법, 운동요법 등등의 책이다. 그러나 이 책은 다른 책과 관점이 다르다. 즉, 저자가 주장하는 내용이 다르다.

저자는 1998년도 노벨상을 받은 연구에서 발견된 어느 물질이 혈관을 부드럽고 낭창낭창하게 만든다는 사실에 주목했다. 그 물질은 바로 일산화질소(NO)였다.

'일산화질소' 하면 대기 중에서는 유독 물질이라는 인상이 있지만, 혈관에는 매우 중요한 물질이다.

이 일산화질소는 루이스 이그나로, 페리드 뮤라드, 로버트 퍼치고트라고 하는 3명의 연구자가 발견하여 이의 놀랍고 신비로운 작용을 규명함으로써, 1998년에 노벨의학·생리학상을 받은 물질이다.

일산화질소는 주로 우리 몸의 혈관 내피세포로부터 분비되어서 참으로 다양하고 중요한 기능에 쓰인다.

그런데 혈관은 평활근(平滑筋)이라는 근육으로 이루

어져 있다. 근육이기에 나이가 많아짐에 따라 점점 딱딱해지고, 그대로 내버려 두면 굳어 버린다. 게다가, 스트레칭이나 마사지 등을 할 수 있는 넓적다리나 등의 근육과는 달리 혈관은 직접 펴거나 누르거나 하기가 어렵다.

그래서 개발된 것이 '가토식 혈압 강하 체조'다. 저자는 약사이자 대체의학 전문가로서의 경험과 지식을 총동원하여 이 체조법을 고안했다.

'가토식 혈압 강하 체조'는 근육을 뻣뻣하게 함으로써 NO의 분비를 촉진한다. 근육을 단단히 굳어지게 만들면 혈관이 압박된다. 그리하여 일단 혈류를 나빠지게 한 뒤에 힘을 빼서 혈관을 넓혀 주면 가두어져 있던 혈액이 대번에 흐르기 시작한다. 이같이 강한 혈류가 하나의 자극제가 되어서 혈관 내피세포로부터 NO가 많이 분비되는 것이다.

NO는 운동으로 혈류를 좋게 만들면 분비가 늘어난다. 흔히 의사들은 "매일 8,000보 이상 걸으세요."라고 하는데 실은 어렵지 않은가. 그렇지만 가토식 혈압 강하 체조라면 짧은 시간에 할 수 있고, 움직임도 매우 간단하므로 바쁘거나 근력이 없는 노인도 계속할 수 있다.

누구라도 1일 1분의 시간으로 간단히 운동할 수 있으므로, 꼭 이 체조로 혈압을 낮춰서 약을 끊기 바란다.

옮긴이 배영진

《1NICHI 1PUNDE KETSUATSUWA SAGARU! KUSURIMO GENENMO IRANAI》
ⓒ Masatoshi KATO 2018
All rights reserved.
Original Japanese edition published by KODANSHA LTD.
Korean publishing rights arranged with KODANSHA LTD.
through Imprima Korea Agency

이 책의 한국어판 저작권은 Imprima Korea Agency를 통해
KODANSHA LTD.와의 독점계약으로 문예춘추사에 있습니다.
저작권법에 의해 한국 내에서 보호를 받는 저작물이므로
무단전재와 무단복제를 금합니다.

1日 1分 체조로 혈압은 내려간다

초판 1쇄 발행   2020년 1월 30일

지 은 이   가토 마사토시
옮 긴 이   배영진
펴 낸 이   한승수
펴 낸 곳   문예춘추사

편   집   이상실
디 자 인   이유진
마 케 팅   박건원

등록번호   제300-1994-16호
등록일자   1994년 1월 24일
주   소   서울특별시 마포구 동교로27길 53 지남빌딩 309호
전   화   02 338 0084
팩   스   02 338 0087
메   일   moonchusa@naver.com

I S B N   978-89-7604-400-6 13510

* 이 책에 대한 출판.판매 등의 모든 권한은 문예춘추사에 있습니다.
  간단한 서평을 제외하고는 문예춘추사의 서면 허락 없이 이 책의 내용을
  인용·촬영·녹음·재편집하거나 변환할 수 없습니다.
* 책값은 뒤표지에 있습니다.
* 잘못된 책은 구입처에서 교환해 드립니다.